内分泌疾病
临床诊断与治疗

柳 河 等◎主编

U0309170

国家一级出版社　中国纺织出版社　全国百佳图书出版单位

图书在版编目（CIP）数据

内分泌疾病临床诊断与治疗 / 柳河等主编. — 北京：中国纺织出版社，2018.11

ISBN 978-7-5180-5683-5

Ⅰ. ①内… Ⅱ. ①柳… Ⅲ. ①内分泌病－诊疗 Ⅳ. ①R58

中国版本图书馆CIP数据核字（2018）第264298号

策划编辑：樊雅莉　　　责任校对：江思飞　　　责任印制：王艳丽

中国纺织出版社出版发行

地址：北京市朝阳区百子湾东里A407号楼　邮政编码：100124

销售电话：010 – 67004422　传真：010 – 87155801

http://www.c-textilep.com

E-mail: faxing@c-textilep.com

中国纺织出版社天猫旗舰店

官方微博http://weibo.com/2119887771

北京市密东印刷有限公司印刷　　　各地新华书店经销

2018年11月第1版第1次印刷

开本：710×1000　1/16　印张：11

字数：212千字　　定价：58.00元

前 言

随着科学的进步和人们对疾病认识的逐步深入,内分泌疾病的治疗可谓日新月异。昨天还抱着糖尿病不能被治愈的老观念,今天就开始了寻找治愈糖尿病的新方法。所以,内分泌领域大有发展潜力,内分泌领域可以提供充分发挥才智的大舞台。

本书以内分泌系统疾病患者的临床症状、体征和常见综合征为切入点,较为系统地阐述内分泌系统常见疾病的诊断策略,强调了不同症状、体征或综合征的鉴别诊断方法。内容注重系统性、实用性、科学性和新颖性,遵循客观、先进、简明的宗旨,力求达到启发读者临床思维、开阔医学视野、提高诊疗水平的目的。

医学的发展是永无止境的,医学的认识更是不断深入的,由于编者现有学识和临床经验有限,加之编写时间仓促,书中难免存在疏漏或不足之处,恳请广大读者不吝指正,以期再版时修订完善。

编　者

目　　录

第一章 下丘脑疾病

第一节 垂体瘤

垂体瘤是一组来自腺垂体和神经垂体及胚胎期颅咽管囊残余鳞状上皮细胞发生的肿瘤。垂体腺瘤是垂体瘤最常见肿瘤。

一、分类

1.按内分泌功能分类 根据肿瘤细胞有无合成和分泌有生物活性激素的功能,将垂体肿瘤分为功能性垂体肿瘤和无功能肿瘤。具有分泌生物活性激素功能的垂体瘤可按其分泌的激素不同而命名,如催乳素(PRL)瘤、生长激素(GH)瘤、促肾上腺皮质激素(ACTH)瘤、促甲状腺激素(TSH)瘤、黄体生成素(LH)瘤或卵泡素(FSH)瘤及混合瘤等,其中 PRL 瘤最常见,占 50%～55%;其次为 GH 瘤,占20%～23%;ACTH 瘤占 5%～8%;TSH 瘤与 LH 瘤或 FSH 瘤较少见。不具备激素分泌功能的垂体瘤称为无功能垂体腺瘤,占 20%～25%。

2.按影像学检查和手术所见分类 根据垂体影像学检查和手术所见(如肿瘤大小、鞍外扩展情况和浸润程度等)进行的分类对决定垂体瘤的治疗方案和估计预后相当重要。依据肿瘤扩展情况及发生部位可分为鞍内、鞍外和异位 3 种;根据肿瘤的大小可分为微腺瘤(<10mm)和大腺瘤(≥10mm)两种;根据肿瘤的生长类型可分为扩张型和浸润型两种,后者极为少见。

3.按术后病理检查分类 术后病理组织切片,通过免疫细胞化学分析可查出肿瘤分泌激素的类型,但必须强调免疫染色阳性只反映某一激素有储存,不一定与该激素的合成或释放增多相关。采用垂体激素原位杂交技术能检测出组织切片中该激素特异性 mRNA,可用来作为垂体瘤免疫组化分类的辅助诊断。

二、发病机制

垂体瘤发病机制的研究曾出现过两种学说,即垂体细胞自身缺陷学说和下丘脑调控失常学说。现基本统一起来,认为垂体瘤的发展可分为两个阶段——起始阶段和促进阶段。

1.垂体瘤细胞自身内在缺陷　大多数有功能及无功能的腺瘤是单克隆源性的,源于某一单个突变细胞的无限制增殖。

2.旁分泌与自分泌功能紊乱　下丘脑的促垂体激素和垂体内的旁分泌或自分泌激素可能在垂体瘤形成的促进阶段起一定作用。

3.下丘脑调节功能紊乱　下丘脑抑制因子的作用减弱对肿瘤的发生可能也有促进作用。

三、临床表现

1.肿瘤压迫症状

(1)头痛:见于 $1/3\sim2/3$ 的患者,初期不剧烈,以胀痛为主,可有间歇性加重。头痛部位多在两颞部、额部、眼球后或鼻根部。引起头痛的主要原因是鞍膈与周围硬脑膜因肿瘤向上生长而受到牵拉所致。当肿瘤穿破鞍膈后,疼痛可减轻或消失。如鞍膈孔较大,肿瘤生长受到的阻力较小,头痛可不明显。肿瘤压迫邻近的痛觉敏感组织如硬脑膜、大血管壁等,可引起剧烈头痛,呈弥漫性,常伴有呕吐。肿瘤侵入下丘脑、第三脑室,阻塞室间孔可引起颅内压增高,使头痛加剧。

(2)视神经通路受压:垂体腺瘤向鞍上扩展,压迫视交叉等可引起不同类型的视野缺损伴或不伴视力减退。这是由于肿瘤生长方向不同和(或)视交叉与脑垂体解剖关系变异所致。

(3)其他症状:当肿瘤向蝶鞍两侧扩展压迫海绵窦时可引起所谓海绵窦综合征(第Ⅲ、第Ⅳ、第Ⅴ及第Ⅵ对脑神经损害)。

2.激素分泌异常征群

(1)垂体激素分泌减少:垂体瘤患者的垂体激素分泌减少的表现一般较轻,进展较慢,直到腺体有 $3/4$ 被毁坏后,临床上才出现明显的腺垂体功能减退症状。即使肿瘤体积较大,激素缺乏的症状也很少达到垂体切除术后的严重程度。故一般情况下,垂体瘤较少出现垂体激素分泌减少的症状,尤其是功能性腺瘤。

(2)垂体激素分泌增多:由于不同的功能腺瘤分泌的垂体激素不同,临床表现各异。

四、诊断

垂体瘤的诊断一般并不困难,部分患者甚至单纯依据临床表现就可做出正确的判断。较为困难的是有些微腺瘤，其激素分泌增多不显著，激素检测值仅高出正常范围上限。

1.临床表现　①上述肿瘤压迫症状。②某一垂体激素分泌增多表现（如溢乳闭经、肢端肥大以及特殊面容）或表现为满月脸和向心性肥胖等。③垂体激素分泌减少的表现，如生长发育滞缓、低血压、低血糖、怕冷畏寒等。

2.实验室检查　可根据患者的临床表现选择相应的垂体激素基础值测定及其动态试验，一般应检查腺垂体性腺轴激素、垂体甲状腺轴激素和垂体肾上腺轴激素，还有垂体分泌的 PRL、GH 等。充分运用内分泌正、负反馈机制评价垂体的储备功能，若诊断尚有疑问，可进行动态试验协助诊断。

3.影像学检查　如果垂体瘤已达到一定大小，常规 X 线体层摄片即可达到诊断目的。典型垂体瘤的 X 线表现为：蝶鞍扩大（蝶鞍可向各方向增大），鞍壁变薄，鞍底变阔，前、后床突变细。垂体瘤的影像学检查宜首选磁共振（MRI），因其能更好地显示肿瘤及其与周围组织的解剖关系。

4.其他检查　视力、视野检查可以了解肿瘤向鞍上扩展的程度。

五、鉴别诊断

本病需与其他一些引起颅内压迫、损害视交叉的疾病相鉴别。

1.颅咽管瘤　可发生于各种年龄，以儿童及青少年多见。视野缺损常不对称，往往先出现颞侧下象限缺损。

2.淋巴细胞性垂体炎　本病多见于妊娠或产后的女性，病因未明，可能为病毒引起的自身免疫性疾病。临床表现可有垂体功能减退症以及脑垂体肿大。

3.视神经胶质瘤　多见于儿童，尤以女孩多见。视力改变常先发生于一侧，视力丧失发展较快。患者可有突眼，但无内分泌功能障碍。

4.异位松果体　多见于儿童及青少年。视力减退，双颞侧偏盲。常有渴感丧失、慢性高钠血症等下丘脑功能紊乱的表现。

5.颈内动脉瘤　常引起单侧鼻侧偏盲，可有眼球瘫痪及腺垂体功能减退表现，蝶鞍可扩大。对该类患者如误诊为垂体瘤而行经蝶窦垂体切除术将会危及患者生命，因此垂体瘤患者需仔细排除颈内动脉瘤的可能，确诊依赖于 MRI。

6.球后视神经炎　起病急，视力障碍多为一侧性，大多在数周内有所恢复。常伴眼球疼痛、瞳孔调节反射障碍。

7.脑膜瘤　部分脑膜瘤其影像学表现类似于蝶鞍区肿瘤，内分泌功能检查仅有垂体柄受压引起的轻度高 PRL 血症，临床上易误诊为无功能垂体腺瘤。

六、治疗

垂体瘤的治疗方法主要有 3 种：手术治疗、药物治疗和放射治疗。治疗方法的选择主要依据垂体肿瘤的类型而定，一般 PRL 瘤首选药物治疗，大多数 GH 瘤、ACTH 瘤、TSH 瘤以及无功能大腺瘤则首选手术治疗。

1.手术治疗　除 PRL 瘤外，其他垂体瘤的首选治疗仍为手术治疗。目前主要采用经蝶窦术式手术，它是在手术视野较开阔条件下（在显微镜下进行手术操作），对肿瘤进行选择性摘除。

2.药物治疗　虽然药物治疗在 GH 瘤、TSH 瘤等腺垂体肿瘤方面取得了一定疗效，但尚不能动摇手术治疗及垂体放疗在腺垂体肿瘤治疗方面的地位。在众多治疗垂体瘤的药物中，药物治疗已成为 PRL 瘤的首选治疗，如溴隐亭，2.5～7.5mg/d，每日 1～3 次，口服，恶心、呕吐、头晕多呈一过性，与食物同服可减少不良反应。国内外已有大量报道，溴隐亭可缩小 PRL 瘤，有效率在 90％左右。溴隐亭也可用于 GH 瘤，每日剂量在 20～30mg，使 GH 瘤缩小者仅占 10％～15％；也可应用生长激素激动药（奥曲肽）皮下注射 50～100μg，每 8h 1 次；或采用长效制剂20～30mg，每日 1 次，28d 为 1 个疗程。

3.放射治疗　垂体放射治疗可阻止肿瘤进一步生长并最终使分泌增多的激素水平下降。在经蝶窦显微外科垂体瘤摘除术之前，垂体放射治疗是肢端肥大症的主要治疗方法。

第二节　颅咽管瘤

颅咽管瘤(CP)是一种良性先天性肿瘤，亦称垂体管瘤，是胚胎期颅咽管的残余组织发生的良性先天性肿瘤，约占颅内肿瘤的 4％，但在儿童却是最常见的先天性肿瘤，占鞍区肿瘤的第一位。本病可以发生在任何年龄，但 70％发生在 15 岁以下的儿童和少年，女性稍多于男性。

一、病因与发病机制

颅咽管瘤为先天性肿瘤，多见于儿童及少年。肿瘤大多位于鞍上区，可向第三脑室、下丘脑、脚间池、鞍旁、两侧颞叶、额叶底及鞍内等方向发展，压迫视神经及视交叉，阻塞脑脊液循环而导致脑积水。

二、临床表现

1.颅内压增高　一般是因肿瘤向鞍上发展累及第三脑室前半部,阻塞室间孔导致脑积水所致。可表现为头痛、呕吐以及视盘水肿。

2.视力及视野障碍　肿瘤位于鞍上可压迫视神经、视交叉或视束,导致视野缺损和视力减退,双侧可不对称。

3.垂体功能低下　肿瘤压迫腺垂体导致生长激素及促性腺激素分泌不足,18岁以下患者可见生长发育障碍、生殖器官发育不良,成年人可出现性功能减退或闭经等。

4.下丘脑损害　肿瘤向鞍上发展使下丘脑受压可表现为体温偏低、嗜睡、尿崩症及肥胖性生殖无能综合征。

三、诊断

对于生长发育滞缓的青少年,尤其合并多饮、多尿、肥胖和性幼稚者应考虑本病,若出现垂体功能减退时更应关注此诊断。实验室检查 GH 低下,胰岛素低血糖试验无 GH 分泌高峰,此外可见垂体性腺轴、垂体甲状腺轴或垂体肾上腺轴激素低下。颅骨 X 线摄片除见蝶鞍增大变浅外,可见鞍上区有钙化,脑垂体 CT 或 MRI检查有助于诊断。

四、鉴别诊断

1.特发性 GH 缺乏症　患儿除生长发育滞缓外,无视野缺损或视野障碍,鞍上一般无钙化。垂体 CT 或 MRI 可见垂体柄断裂或垂体萎缩,但无占位影像学表现。

2.垂体无功能腺瘤　最早出现和最常见的是性腺功能减退,可有视力减退或视野缺损。颅骨 X 线平片显示蝶鞍呈球形扩大,鞍背竖直,但颅咽管瘤累及鞍内时也见球形扩大,然而肿瘤钙化更常见,垂体 CT 或 MRI 有助于明确肿瘤的部位。

五、治疗

颅咽管瘤的治疗较为困难,目前采用的不同治疗手段,在一定程度上均可取得相应的效果。手术具有全切除或减少肿瘤体积的优越性,放疗对部分患者也较敏感,但目前分歧仍较大。此外,还有囊内放疗与化疗或微创手术。内科治疗主要是GH 或性腺激素替代疗法,以保证患者生长发育的需求。

第三节　下丘脑综合征

下丘脑疾病由多种致病因素累及下丘脑使其结构、代谢及功能受损所致,主要临床表现为下丘脑功能异常及轻微的神经、精神症状。

一、病因与发病机制

1.先天性损害及遗传性因素　与性发育不全有关的疾病可引起下丘脑综合征,如家族性嗅神经—性发育不全综合征、性幼稚—色素性网膜炎—多指畸形综合征、主动脉瓣上狭窄综合征。此外,下丘脑激素缺乏性疾病,如下丘脑性甲状腺功能减退、下丘脑性性腺功能低下等均可导致下丘脑综合征。

2.肿瘤　引起下丘脑综合征的肿瘤很多,主要有颅咽管瘤、星形细胞瘤、漏斗瘤、垂体瘤(向鞍上生长)、异位松果体瘤、脑室膜瘤、神经节细胞瘤、浆细胞瘤、神经纤维瘤、髓母细胞瘤、白血病、转移性癌肿、外皮细胞瘤、血管瘤、恶性血管内皮细胞瘤、脉络丛囊肿、第三脑室囊肿、脂肪瘤、错构瘤、畸胎瘤、脑膜瘤等。

3.肉芽肿　见于结核瘤、结节病、网状内皮细胞增生症、慢性多发性黄色瘤、嗜酸性肉芽肿等。

4.感染和炎症　常见的有结核性或化脓性脑膜炎、脑脓肿、病毒性脑炎、流行性脑炎、脑脊髓膜炎、麻疹、水痘、狂犬疫苗接种、组织胞浆菌病。坏死性漏斗—垂体炎也可引起下丘脑综合征。

5.退行性变　下丘脑综合征可由各种退行性病变引起,如结节性硬化、脑软化、神经胶质增生等。

6.血管损害　主要见于脑动脉硬化、脑动脉瘤、脑出血、脑栓塞、系统性红斑狼疮和其他原因引起的血管炎等。

7.物理因素　见于颅脑外伤、脑外科手术、脑或脑垂体区放射治疗。

8.脑代谢性疾病　可见于急性间歇发作性血卟啉病、二氧化碳麻醉等。另外,也见于原发性脑脊液压力过低或脑脊液压力增高症。

9.药物　主要见于长期服用氯丙嗪、利舍平及避孕药的患者。

10.功能性障碍　病因未明,神经因素引起精神性闭经、阳痿及厌食时可伴有下丘脑综合征。

二、临床表现

1.内分泌功能障碍　①生长激素释放激素（GHRH）分泌亢进者引起肢端肥大症或巨人症；减退者导致身材矮小。②促甲状腺激素释放激素（TRH）分泌失常引起下丘脑性甲状腺功能亢进或下丘脑性甲状腺功能减退症。③PRL释放因子分泌过多发生溢乳症或溢乳—闭经综合征及性功能减退；PRL释放因子减少则引起PRL缺乏症，但极为罕见。④促肾上腺皮质激素释放激素（CRH）分泌失常引起肾上腺皮质增生型皮质醇增多症。⑤促性腺激素释放激素（GnRH）分泌过多引起性早熟，减退者引起神经源性闭经、性欲减退、月经失调、闭经不育。男性亢进者性早熟，减退者出现肥胖、生殖无能、营养不良症、性功能减退、性发育不全和嗅觉丧失。⑥精氨酸加压素（AVP）分泌过多者引起抗利尿激素分泌不适当综合征；减退者表现为尿崩症。

2.神经系统表现　①嗜睡和失眠。②多食肥胖或顽固性厌食及消瘦。③发热和体温过低。④精神障碍。⑤其他如头痛较为常见，另外可有多汗或汗闭、手足发绀、括约肌功能障碍及下丘脑性癫痫。

三、诊断

临床上遇有下列线索有助于下丘脑疾病的诊断：①内分泌症状及体征不能用单一的靶腺或单纯垂体损害加以解释。②内分泌紊乱症状伴有肥胖、多食、消瘦、厌食、嗜睡、精神失常及体温异常等，不能用其他疾病解释者。③颅内压增高伴视力减退或视野缩小，以及合并尿崩症、性功能低下、乳溢者。④少数患者可以表现为生长发育不良、嗅觉丧失、畸形、性腺发育不全。

1.功能诊断　①视前区受损出现自主神经功能障碍。②下丘脑前部视前区受损导致高热。③下丘脑前部受损可出现摄食障碍。④下丘脑前部、视上核、室旁核受损可致中枢性特发性高钠血症、尿崩症、AVP分泌不适当综合征。⑤下丘脑腹内侧正中隆起受损出现性功能低下，ACTH、GH和PRL分泌异常，尿崩症等。⑥下丘脑中部外侧区受损可致厌食，体重下降。⑦下丘脑腹内侧区受损常与贪食、肥胖、性格改变有关。⑧下丘脑后部受损可导致意识障碍、嗜睡、运动功能减退、低体温。⑨乳头体、第三脑室壁受损表现为精神错乱、严重记忆障碍。

2.病因诊断　病因诊断往往要结合病史、症状、体征、实验室检查及其他辅助检查等综合分析，不同的病因诊断难易程度不一。形态学及其他检查包括头颅X线平片可示蝶鞍扩大，鞍背、后床突骨吸收或破坏，鞍区病理性钙化等表现，必要时进一步做蝶鞍薄层片、脑血管造影、头颅 CT 或 MRI,以显示颅内病变部位和性质。脑脊液检查除颅内占位病变有颅压增高和炎症时有白细胞升高外,一般均属正常。脑电图检查一般正常。

四、鉴别诊断

要注意与原发性甲状腺、性腺、肾上腺、神经垂体功能受损,腺垂体功能低下,神经衰弱,精神分裂症等相鉴别。

五、治疗

对肿瘤占位引起的下丘脑疾病可采取手术切除或放射治疗。对感染则选用适当的抗生素治疗。由药物引起者则立即停用有关药物;精神因素引起者需进行精神治疗;有垂体功能减退者,则应根据靶腺受累的程度,予以激素替代疗法(HRT);有溢乳者可用溴隐亭 2.5~7.5mg/d 或左旋多巴(L-多巴)1~2mg/d;发热者可用氯丙嗪或苯巴比妥钠、中药以及药物降温;不能根治的肿瘤而伴有显著的颅内压增高者,可行减压术,以减轻症状。

第四节　神经性厌食症

神经性厌食症是一种慢性神经内分泌疾病,主要影响青年女性,其临床特征为患者因存在体像评价及其他认知障碍而自行节食减肥,导致体重减轻、严重的营养不良及下丘脑-垂体-性腺轴功能紊乱,该症是生理、心理、社会综合因素影响的结果。

一、病因

1.社会文化因素　许多青年女性追求身材"苗条"并视为时尚,这种审美观念的改变对女性形成了压力,过度节食变得流行,因此本病的发病率逐年提高。

2.心理因素　神经性厌食症患者存在以肥胖恐惧和体像评价障碍为主要表现的心理障碍,因为害怕肥胖而主动节制饮食,部分患者甚至对食物产生厌烦,于是出现体重下降及多种并发症。

3.生物学因素　神经性厌食患者的饱腹感以及体温调节紊乱提示存在下丘脑功能异常,易感个体在青春期前后遭遇的生物、心理方面的事件可通过下丘脑神经递质、内分泌或免疫方面的变化,导致神经性厌食心理和行为上的特征性表现。

4.其他因素 影响下丘脑食欲和摄食中枢的因素很多,如脂多糖、白细胞介素-1(IL-1)、白细胞介素-6(IL-6)、肿瘤坏死因子(TNF)、白细胞抑制因子(LIF)、雌二醇、胆囊收缩素(CCK)、肾上腺素、去氢异雄酮、胃泌素释放肽(GRP)、胰高血糖素及生长抑素等。

二、临床表现

1.症状、体征 大多数患者恐惧肥胖,厌食和消瘦,甚至有心理与行为异常。

2.并发症 神经性厌食症病人中内分泌功能障碍很常见,例如闭经,在体内脂肪含量达体重的 22% 左右时,90% 的人月经周期又可恢复正常;虽然病人甲状腺功能正常,但基础代谢率降低。此外,神经性厌食发展至某一阶段时,可有如心动过缓、心动过速、低血压、窦性心律失常、心力衰竭和各种心电图异常等;胃肠道可见食管糜烂或溃疡、胃炎、恶心、呕吐等;还可出现血尿素氮增高,顽固性低血钙、低血钾、低血镁等。

三、辅助检查

1.内分泌异常 雌激素及黄体酮水平均降低,CRH 水平升高,皮质醇升高,瘦素水平明显降低,血小板单胺氧化酶活性下降,提示存在 5-羟色胺能系统功能障碍。

2.代谢异常 神经性厌食患者体内血浆天冬酰胺、谷氨酸、甘氨酸、蛋氨酸、苯丙氨酸和组氨酸水平明显升高,而精氨酸和半胱氨酸水平下降。

3.免疫因子异常 血浆中肿瘤坏死因子 α(TNF-α)与可溶性 TNF 受体Ⅱ(sT-NFRⅡ)水平明显升高。

4.影像学检查 神经性厌食患者头部 MRI 检查发现脑容积减少,尤以灰质为甚,这种灰质容积的减少被认为是不可逆的。

四、诊断

1.国内诊断标准 ①发病年龄<25 岁(最常见于 14~19 岁),女性占 95% 以上;②厌食,日进食量<150g,体重丧失 25% 以上;③对进食及体重持无情的不关心态度,不顾饥饿,也不理睬别人的规劝或安慰,病人不承认自己有病,对体重丢失及拒食认为是享受,对极端消瘦认为是美观,病人常有低血钾及心律失常;④所有女性都出现闭经,25% 发生在大量体重丧失之前;⑤缺少其他身体上或精神上的疾病是诊断本病的先决条件。

2.美国诊断标准 ①体重低于理想体重的 85％或体重指数≤17.5；②肥胖恐惧；③对自己体形、体重的认知障碍；④继发性闭经。

五、鉴别诊断

神经性厌食的诊断可以认为是一种排除性诊断，需与原发性内分泌疾病（如腺垂体功能减退症和 Addison 病），肠道疾病（如克罗恩病、口炎性腹泻），慢性感染，肿瘤性疾病如淋巴瘤及人类获得性免疫缺陷综合征、下丘脑肿瘤等相鉴别。

六、治疗

本病的治疗原则是不仅要恢复患者的营养状况，治疗各种临床并发症，还应注意纠正导致神经性厌食的心理和环境因素，包括一般治疗、营养治疗、药物治疗、心理治疗、并发症治疗以及其他治疗等。

1.一般治疗 治疗开始前需要对患者进行临床评估，以选择营养、药物治疗方案，并提供心理支持。医师在整个治疗过程中应鼓励患者主动配合治疗；采取客观、诚实的态度，得到患者的信任；安排亲属参与治疗计划。

2.营养治疗 根据病人营养不良具体分级提供个性化营养方案。无论是经胃肠还是胃肠外营养补充都要避免并发症的发生，纠正过快常产生水潴留、水肿、继发性代谢紊乱甚至心力衰竭等。体重达到标准体重 80％以上后不主张继续鼻饲或胃肠外营养支持，以免造成心理压力和心理创伤，也不利于患者主动参与治疗，影响食欲，妨碍恢复正常饮食习惯。

3.药物治疗 目前尚未发现十分有效的药物，但氯丙嗪、阿米替林、碳酸、5-羟色胺回收抑制药氟西汀等药物对住院病人有一定效果，可用于长期营养和行为治疗计划的辅助治疗。

4.心理治疗 心理治疗可用来纠正患者异常的饮食行为，增进其心理社会功能；认知行为治疗可有效地恢复体重；家庭治疗因可改善家庭成员之间的关系，长期坚持效果明显。

5.并发症治疗 多数并发症常可随体重的增加而改善，辅用小量性激素周期治疗有利于建立其治疗信心。

第五节　青春期发育延迟

青春期发育延迟可定义为至青春期发育平均年龄加 2 个标准差年龄以后尚未

出现青春期发育者,由于青春期发育的年龄在地区和民族之间存在一定差异,具体年龄界限难以确定,一般男孩到 14 岁的睾丸容积<4mL,女孩到 13 岁时仍无月经初潮可认为是青春期发育延迟。

一、病因

青春期发育延迟较常见,虽然导致本症的病因很多,但绝大部分青春期发育延迟患者的病因未明。临床上较常见的是:①中枢神经系统肿瘤,如颅咽管瘤和生殖细胞瘤等;②下丘脑-腺垂体功能减退,如特发性低促性腺激素性性腺功能减退和垂体性矮小症等;③原发性睾丸(卵巢)功能减退,如先天性睾丸发育不全(Klinefelter)综合征和性腺发育不全等;④严重的慢性全身性疾病,如营养不良、吸收不良综合征、支气管哮喘、肾病和先天性心脏病等。

女性的青春期发育并非生殖系统的独立事件,受全身健康状况的影响,如营养不良、过瘦、过胖等。

二、分类

青春期发育延迟按病因分为以下 3 类。

1.体质性(特发性)青春期延迟　下丘脑黄体激素释放激素(LHRH)脉冲发生器活动延迟。

2.低促性腺激素性青春期延迟　①中枢系统(CNS)疾病。肿瘤性病变(颅咽管瘤、生殖细胞瘤、垂体瘤),非肿瘤性病变(Langerhan 组织细胞增生症),CNS 的感染性病变,CNS 的血管病变(放射治疗后、先天性畸形、头颅创伤后)。②单一性促性腺激素缺乏。卡尔曼(Kallman)综合征,先天性肾上腺发育不良(DAX1 突变),单一性 LH、FSH 缺乏。③特发性垂体多激素缺乏。④先天性垂体多激素缺乏。⑤其他疾病如隐睾—侏儒—肥胖—智力低下(Prader-Willi)综合征,视网膜色素变性—肥胖—多指(Laurence-Moon-Biedl)综合征,慢性全身性疾病(镰状细胞性贫血、HIV 感染、慢性肾衰竭、慢性血吸虫病、慢性胃肠疾病、高 PRL 血症、Gaucher 病)。

3.高促性腺激素性青春期延迟

(1)男性:Klinefelter 综合征及其变异型,其他类型的原发性睾丸功能减退症(化学抗癌药物治疗、放射治疗、睾丸激素的生物合成酶缺陷、LH 抵抗综合征、隐睾症和无睾症)。

(2)女性:特纳(Turner)综合征及其变异型,XX 和 XY 性腺发育不全症(家族性、散发性),其他类型的原发性卵巢功能减退症[卵巢早衰和过早绝经、自身免疫性卵巢炎、卵巢抵抗综合征、FSH 受体基因突变、多囊卵巢综合征、努南(Noonan)综合征]。

三、临床表现

1.体质性(特发性)青春期延迟　体质性青春期延迟是儿童青春期发育延迟的主要原因之一,患者常有阳性家族史,母亲多有月经初潮推迟或其父亲和同胞兄弟姐妹有青春期延迟(14～18 岁)病史。在整个儿童期身材矮小,波动在相应年龄的第 3 个百分位点上下,但其身高增长速度接近正常,每年约为 5cm。在正常儿童出现生长发育骤长的年龄阶段,体质性青春期发育延迟儿童的生长发育仍缓慢,与其同伴间的差异逐步扩大。患者于 13～16 岁仍缺乏任何第二性征的发育,其表型特征为身材矮小、幼稚,从外观上估计其年龄较实际年龄要小,但患儿身体健康,智力正常。骨龄超过 18 岁仍无青春期启动者,以后绝大部分患者不能出现青春期发育。

2.低促性腺激素性性腺功能减退症　低促性腺激素性性功能减退症(HH),表现为青春期延迟、不孕、血清促性腺激素水平低下。HH 大部分病例的分子机制尚不清楚,但已有报道某些下丘脑垂体基因的单个基因突变。Kallma 综合征是由于 KAL 基因(位于 Xp22.3)突变;先天性肾上腺皮质发育不全合并 HH 是由于 DAXi 基因突变所致的、极少见的 X 连锁隐性遗传病;90%的 HH 原因不明。本症的临床表现根据患者发病年龄早晚、激素缺乏程度以及是否合并其他垂体激素缺乏而不同。

3.高促性腺激素性性腺功能减退症　大多数患者系遗传因素导致的性腺分化和发育异常,如:①Turner 综合征:核型 45,XO 或其变异型,呈女性外表,身材矮小,性幼稚,乳腺不发育,原发性闭经,常伴有身体的畸形;②Klinefelter 综合征:核型 47,XXY 或其变异型,呈男性性幼稚,多数为小睾丸和不育;其他病因导致高促性腺激素型青春期延迟者较少见。

4.其他

(1)Prader-Willi 综合征:Prader-Willi 综合征即 Prader-Labhart-Willi-Fanconi 综合征、Prader-Labhart-Willi 综合征或肌张力减退—智力低下—性腺功能减退—肥胖综合征。本征的主要临床表现有以下几点:①肌张力和智力低下,学习成绩差,智商水平约 60;②性腺功能减退伴外生殖器无发育或发育不全,阴茎小,可伴隐睾;③肥胖的主要原因可能与进食过多及活动减少有关;④部分病人伴糖尿病,其发病机制未明,但至少与肥胖有一定关系;⑤患者身材矮小,肢端短,面容不均,额小,眼裂小,斜视或伴面部、头部及四肢的其他畸形。

(2)组织细胞增生症(Hand-Schuler-Christium 综合征):①性功能减退,青春期不启动,常有尿崩症及其他垂体功能减退;②本病可表现为单一性局部病变,也可累及多脏器,如骨、肺、肝等;③中枢神经肿瘤尚有下丘脑或视神经胶质瘤、星形细胞瘤和嫌色细胞瘤;④该病变既可引起下丘脑—垂体激素的缺乏,也可引起下丘脑-垂体-性腺轴激活而导致性早熟。

(3)囊性纤维化(CF):影响西北欧高加索人的常见疾病,可出现营养不良和生长发育延迟,而后者是由于营养不良致下丘脑-垂体-性腺轴成熟延迟的结果。

四、诊断与鉴别诊断

1.诊断　要结合病人的临床表现、体格检查及病史做出初步判断,然后再进行实验室及影像学检查。

(1)男孩 14 岁仍无第二性征发育的征象,睾丸容积低于 5mL 或长径＜2.5cm,阴毛分布范围小,生长迟缓,身材低于正常同龄儿童平均值的 2.5 个标准差,要考虑青春期发育延迟。

(2)女孩 13 岁尚未出现乳腺发育,15 岁无阴毛生长,18 岁未见月经初潮者,可诊断为青春期发育延迟。

2.实验室检查　患者的性激素水平低于正常,LH 和 FSH 水平高低可用来评估低或高促性腺激素性性腺功能减退症,进而有助于病因诊断。TSH 对促甲状腺释放激素(TRH)兴奋的反应以及促肾上腺皮质激素(ACTH)皮质醇轴功能正常,GH 分泌也无异常,如年龄尚小,可继续观察,每半年随诊一次,观察第二性征、外生殖器发育状况和 LH、FSH、性激素水平、骨龄、身高、第二性征等。

3.影像学检查

(1)X 线检查:手腕 X 线平片测定骨龄应列为常规检查,因青春期起始与骨龄的相关性明显多于其与实际年龄的相关性。头颅 X 线检查,颅咽管瘤大多有鞍区异常,且 70％呈现钙化,因此侧位 X 线平片检查可协助诊断。

(2)B 超检查:可了解卵巢(或睾丸)大小、形态发育情况,也有助于其他病变的诊断。

(3)CT 和 MRI 检查:CT 和 MRI 对于中枢神经的肿瘤具有重要的诊断价值。

(4)其他:①染色体检查,对于性腺发育不全或某些特殊面容体征者常提示需进行染色体核型分析;②腹腔镜检及性腺活检:对疑有卵巢病变(如卵巢发育不良或肿瘤)者,必要时可行腹腔镜检查及性腺的活检。

4.鉴别诊断 主要是高促性腺激素性性腺功能减退和低促性腺激素性性腺功能减退两大类的鉴别,前者病变在性腺,包括各种原因引起的睾丸或卵巢发育不全或功能衰竭,它们的共同特点是血浆 LH 和 FSH 水平显著增高,因而不难鉴别。后者的病变在下丘脑(如 Kallman 综合征)或垂体(如垂体或鞍上区肿瘤等),这些病变虽然都引起 LH 和 FSH 水平降低,但是降低的程度和对 GnRH 的反应程度存在不均一性,即垂体受破坏的程度是有差别的。此外,还有原发病(如肿瘤)的表现,鉴别也不困难。Kallman 综合征有嗅觉功能减退或缺失者容易鉴别,无嗅觉功能缺失不易鉴别,目前临床上尚无一种有效的试验能将特发性青春期延迟与无嗅觉功能缺失的 Kallman 综合征鉴别开来,一般的办法是以 18 岁为分界线,即到了 18 岁仍无青春期启动的患者,可诊断为 Kallman 综合征或特发性低促性腺激素性性腺功能减退症。

五、治疗

青春期延迟的治疗主要根据引起本症的病因和疾病的性质而定。

1.体质性青春期延迟 因该症患儿最终会出现青春期启动,一般不需治疗,但要提供必要的咨询和有关激素的检查。若某些患儿因发育落后于同龄人而产生精神压力,甚至出现精神、心理和行为方面的异常,必要时可适当给予药物治疗,选用短程激素疗法以刺激性征的出现。

2.病理性青春期延迟

(1)去除病因:病因能够祛除者以病因治疗为主,如手术切除肿瘤,积极治疗全身性疾病,改善营养状况等。病因一旦去除即可缓解,对病因无法去除者则需应用性激素替代疗法。

(2)激素替代治疗:对原发性性腺功能减退患者需长期进行性激素替代治疗,初始小剂量,类似于体质性青春期延迟的治疗方法,2~3 年后逐渐增加到成年人替代量,以模拟正常青春期启动后的激素水平。

第二章　甲状腺疾病

第一节　单纯性甲状腺肿

单纯性甲状腺肿亦称非毒性甲状腺肿,是因缺碘、致甲状腺肿物质或因先天性甲状腺激素合成酶缺陷等原因所致的甲状腺代偿性肿大,不伴甲状腺功能异常表现。

一、病因

1.缺碘或碘相对不足　缺碘是引起地方性甲状腺肿的主要原因,但长期过多摄碘也可因阻碍碘的有机化,使甲状腺激素合成发生障碍而引起本病。青春发育期、妊娠、哺乳等因碘相对不足亦可导致本病。

2.致甲状腺肿物质　过多摄入某些含硫氰酸盐的食物,如萝卜、白菜、大豆等或其他(如硫脲类、磺胺类、锂、过氯酸钾等)具有抑制甲状腺激素合成的药物,使甲状腺激素合成障碍,引起甲状腺肿大。

3.先天性甲状腺激素合成障碍　家族性甲状腺肿的原因是由于遗传性某些甲状腺激素合成酶缺陷造成的甲状腺激素合成障碍,或因缺乏水解酶使甲状腺激素从甲状腺球蛋白中分离释放困难,这些原因均可导致甲状腺肿。

二、病理

本病甲状腺组织学改变因病因或病期不同而有一定差异。早期甲状腺呈弥漫性轻度或中度增生肿大、血管增多、腺细胞肥大,但保持原来轮廓。久病或病变反复加重与缓解,甲状腺组织则出现不规则的增生与再生,从而形成结节。

三、诊断

本病除甲状腺肿大外,常无其他症状。甲状腺早期多呈弥漫性轻度或中度肿大,质软,无压痛;后期可形成多结节肿大,质变硬。明显的肿大可引起邻近器官的压迫症状,如压迫气管可引起咳嗽和呼吸困难,压迫食管可引起吞咽困难,压迫喉返神经则可引起声音嘶哑。有结节性肿大者可因结节内突然出血而出现疼痛,使结节明显增大加重压迫症状。有些呈多结节性肿大者可出现自主性功能亢进,即多结节性甲状腺肿伴甲亢。地方性甲状腺肿,如严重缺碘可出现地方性呆小病;与此相反,若过多摄碘可诱发碘甲亢。

甲状腺功能检查一般正常,T_4 正常或稍低,T_3 正常或略高。甲状腺 ^{131}I 摄取率常高于正常,但高峰不提前。高敏度 TSH(sTSH)测定正常。碘营养评价,尿碘低于 $50\mu g/Cr$,提示缺碘。

四、鉴别诊断

本病应与慢性淋巴细胞性甲状腺炎鉴别,因后者也可仅表现为甲状腺肿大,但质韧如橡皮或较硬,甲状腺球蛋白抗体(TGAb)、抗甲状腺过氧化物酶抗体(TPO-Ab)常明显增高,甲状腺针刺活检,可资鉴别。

五、治疗

单纯性甲状腺肿的治疗主要取决于病因。

(1)补碘治疗:因缺碘所致者,应补碘剂,地方性甲状腺肿应用碘剂进行防治。

(2)如能查明导致甲状腺肿的物质,则对应治疗。

(3)目前对单纯性甲状腺肿以观察为主,不主张采取特殊的治疗。

(4)本病一般不采用手术治疗,但当发生压迫症状,或疑有甲状腺癌者或大结节与混合型合并坏死、囊性变、出血及其他退行性变者可做甲状腺切除术。B超证实甲状腺肿钙化者或甲状腺肿合并甲亢者也可手术治疗。术后需长期补充甲状腺激素治疗,以免复发。若不适用于手术治疗者可采用放射性碘治疗,行功能性切除,可以使肿大的甲状腺的体积缩小 30%～50%。

第二节   甲状腺功能亢进症

甲状腺功能亢进症系由多种病因引起的甲状腺功能增强,甲状腺激素分泌过多所致的临床综合征。其中 Graves 病(简称 GD)又称毒性弥漫性甲状腺肿或Basedow 病,是甲亢中最常见的一种,属器官特异性自身免疫性疾病。由于甲状腺激素分泌过多,造成机体神经、循环、消化等系统兴奋性增高,代谢亢进等。GD 患者可伴有浸润性突眼,少数伴胫前黏液性水肿及指端粗厚。

一、病因

病因和发病机制尚未完全阐明,近代研究与下列因素有关。

(一)遗传因素

(1)与 HLA 的某些易感基因有关,但有地区和种族差异,如高加索白人中 HLA-A1、B8、DR3,日本人 HLA～B35 以及国外华人 HLA-BW46 阳性者本病发生率高。在免疫应答中 GD 的发生与 GM 基因有关。

(2)GD 患者本人或其直系亲属中易患自身免疫性甲状腺疾病或其他自身免疫性疾病。

(3)单卵双生者本病的共显率高达 30%～60%,而异卵双生者仅 3%～9%。

(二)自身免疫反应

1.体液免疫　GD 患者血清中可检出 TSH 受体抗体,包括:

(1)甲状腺刺激性抗体。

(2)甲状腺刺激阻断型抗体,又称 TSH 结合抑制免疫球蛋白。

近年来研究证明,不同程度的 TSAb 和 TBII 及其相互作用导致自身免疫性甲状腺疾病(包括 GD)的各种病理生理变化。其证据有:

①未治疗的 GD 患者,TSAb 阳性率可高达 90% 以上,其中大多数 TBII 亦阳性,并在治疗缓解后减低或转阴。

②TSAb 或 TBII 阳性的 GD 患者若停用抗甲状腺药治疗,则复发率较高。

③GD 复发时,TSAb 及 TBII 活性可再度增高。

④TSAb 或 TBII 阳性的孕妇分娩后,其新生儿可发生 GD。

⑤GD 患者亲属中 TBII 阳性人群,当发生 GD 时,TSAb 活性明显增高。

2.细胞免疫　GD 存在 T 细胞亚群紊乱。

(1)外周血液中淋巴细胞绝对值和百分比增高。

(2)淋巴组织(如淋巴结、胸腺和脾脏):有淋巴组织增生。

(3)肿大的甲状腺和眼球后组织有大量淋巴细胞和浆细胞浸润,甲状腺局部有合成分泌促甲状腺受体抗体(TRAb)的淋巴细胞浸润及大量积聚,同时也发现 GD 患者甲状腺静脉血中 TRAb 活性较外周静脉血高。

这些都提示甲状腺是 GD 器官特异自身抗体的主要制造场所,而且存在 Ts 细胞功能缺陷。

(三)环境因素

环境因素(应激、感染、创伤等)作为一种诱因作用于免疫系统。

（1）可引起抑制性 T 淋巴细胞（Ts 细胞）的功能和数量减低，加重特异性 Ts 细胞的损害，从而减低对甲状腺辅助性 T 淋巴细胞（Th 细胞）的抑制。

（2）特异 B 淋巴细胞在特异 Th 细胞的辅助下，产生一组异质性免疫球蛋白，大量自身抗体 TSAb 和 TBII 的作用导致甲状腺激素生产过多和甲状腺抗原表达增强而发生 GD。

二、病理

1.甲状腺变化　多呈不同程度的弥漫性、对称性蝶形肿大，质较柔软，血管丰富，充血扩张，呈鲜牛肉样；滤泡间组织中有淋巴样组织增生，可形成淋巴滤泡或出现淋巴组织生发中心。

2.眼变化　突眼者，球后组织常有脂肪、淋巴细胞、浆细胞浸润，纤维组织增多，黏多糖沉积和透明质酸增多，眼肌水肿增大，纹理模糊，透明性变，断裂与破坏。

3.胫前黏液性水肿　较少见，病变皮肤光镜下见黏蛋白样透明质酸沉积，多有肥大细胞、吞噬细胞及成纤维细胞浸润。电镜下见大量微纤维伴糖蛋白及酸性糖胺聚糖沉积。

三、诊断

本病好发于青、壮年女性，男女之比为 $1:(4\sim6)$。多数起病较缓慢。老年和小儿患者临床表现常不典型。典型者有下列临床表现。

（一）T_3、T_4 分泌增多综合征

1.高代谢综合征　因怕热、多汗，低热，疲乏无力，食欲亢进而体重减轻。

2.中枢神经综合征　神经过敏、多言好动、紧张焦虑、烦躁易怒、失眠，偶有（尤其在老年人）寡言抑郁、表情淡漠、双手平伸细速震颤。

3.心血管系统症状

（1）自觉心悸、胸闷、气短。

（2）体征有：①心动过速，常为窦性，多在 100 次/分以上，静息或入睡时仍快。②心尖部第一心音亢进，常有Ⅰ～Ⅱ级收缩期杂音。③心律失常，以房性期前收缩（房早）多见，可发展成阵发或持续性心房颤动（房颤）或心房扑动（房扑），偶见房室传导阻滞（AVB）。④心脏扩大，可加重心脏负荷，发生心力衰竭（心衰）时以右心衰多见。⑤脉压增大。

4.消化系统症状

（1）食多、消瘦，老年甲亢可表现食欲减退、厌食。

（2）因胃肠蠕动增快,便次增多,呈糊状,不伴腹痛。

（3）重症甲亢可有肝大及肝功能损害,偶有黄疸。

5.骨骼肌肉系统症状　多数患者有肌无力及肌肉萎缩。甲亢肌病可表现出下列病症。

（1）急性甲亢肌病:罕见,起病急,病情重,主髓麻痹,如发音不清、呼吸肌麻痹、吞咽困难等。

（2）慢性甲亢肌病:较多见,起病缓慢,首先受累的主要是肩胛与骨盆带近躯体肌群,表现为上肢持物无力,下肢蹲、坐时起立困难。

（3）甲亢性周期性麻痹:较多见,多见于东方国家的年轻男性患者,发作时血钾降低,但尿钾不增多,可能由于钾过多地转移至细胞内(主要是肝、骨骼肌)所致,与甲亢时甲状腺激素增加 Na^+-K^+-ATP 酶活性有关。

（4）少数 GD 患者伴重症肌无力,此与二者同属自身免疫性疾病有关。

（5）特发性炎性肌病。

（6）突眼性眼肌麻痹。

以上前 3 种症状与甲状腺激素增高有关,甲亢控制后可消失,第 4 种与甲状腺激素无关。此外,本病可引起骨质疏松症。

6.皮肤毛发与肢端症状　皮肤温暖湿润,光滑细腻,缺乏皱纹。颜面潮红或呈红斑样改变,手掌红疹。皮肤色素加深或色素减退,毛发稀疏脱落,白癜风或斑秃。甲状腺皮肤病常发生在小腿的前面及侧面,出现非感染的深粉色或紫色的硬化斑块。还可有甲状腺肢端病。

7.其他系统症状　女性常月经量减少或闭经,男性阳痿;皮质醇半衰期缩短,葡萄糖耐量受损;过多甲状腺激素刺激儿茶酚胺受体使患者呈交感神经亢进征象;周围血白细胞总数常偏低,淋巴细胞绝对值和百分比增高,血小板寿命较短,有时可出现紫癜。

（二）甲状腺肿大

多呈不同程度的弥漫性、对称性蝶性肿大,质较柔软;可有甲状腺部位震颤或血管杂音,是诊断本病的重要体征。甲状腺肿大程度与甲亢轻重无明显关系。

（三）眼征

非浸润性突眼　又称良性突眼,占极大数,多无自觉症状。眼征包括:①突眼,突眼度一般<18mm(正常<16mm)。②眼裂增大。③瞬目减少。④双眼聚合能力欠佳。⑤眼下看时上端白色巩膜外露。⑥眼上看时前额皮肤无皱纹。⑦上睑挛缩。⑧惊恐眼神。这些眼征主要与甲亢时因交感神经兴奋,眼外肌群和上睑肌群

张力增高所致,甲亢控制后能自行恢复,预后良好。

(四)实验室检查

(1)血清促甲状腺激素和甲状腺激素:一般甲亢时 $TSH < 0.1mU/L$,敏感 THS(sTHS)是公认的诊断甲亢的首选指标,可应用于甲亢的筛查。血清游离三碘甲腺原氨酸(FT_3)和游离甲状腺素(FT_4)升高,正常值 FT_3 为 $3\sim6pmol/L$,FT_4 为 $9\sim25pmol/L$。各实验室略有差异。FT_3、FT_4 能直接反映甲状腺功能状态,其敏感性和特异性均明显优于血清总三碘甲腺原氨酸(TT_3)、总甲状腺素(TT_4)。

(2)血清总三碘甲腺原氨酸和总甲状腺素升高,正常值 TT_3 为 $1.54\sim3.08nmol/L$($100\sim200mg/dl$),TT_4 为 $51.6\sim154.8nmol/L$($4\sim12\mu g/dl$)(CPBA 法)。各实验室亦有差异。TT_3 中有 99.5%、TT_4 中有 99.95% 与血清中的球蛋白结合,其中主要与 TBG 结合,故 T_3、T_4 与蛋白结合总量均受 TBG 的影响,分析结果时必须注意。TT_4 是判定甲状腺功能最基本的筛选指标;TT_3 为诊断甲亢较敏感的指标,是诊断 T_3 型甲亢的特异性指标。老年淡漠型甲亢、甲亢伴其他较重的慢性疾病时 TT_3 可不高,应予注意。

(3)血清反 T_3 升高,rT_3 无生物活性,主要在外周组织由 T_4 转变而来。少数甲亢初期或复发早期仅有 rT_3 升高而可作为较敏感的指标。有严重营养不良或某些较重的全身疾病时,可出现 TT_3 明显降低,rT_3 明显增高。为低 T_3 综合征(甲状腺功能正常的病态综合征)的主要指标。

(4)甲状腺自身抗体:甲状腺刺激抗体(TSAb)是 Graves 病的致病性抗体,在 GD 中的检出率可高达 $80\%\sim95\%$,该抗体阳性的甲亢的病因为 Graves 病。如存在甲亢,TSH 受体抗体(TRAb)阳性可视为 TSAb 阳性,可作为判断 Graves 病预后和抗甲亢药物治疗停药的指标。

(5)甲状腺摄[131]I 率:甲亢时摄取率增高,高峰提前,诊断的符合率可达 90%。但需注意下列事项:

①缺碘,女性长期使用避孕药物时亦可升高,但一般高峰不提前。

②富含碘的食物、药物(包括中药)以及抗甲状腺药物等均可使之降低。

③本法不能反映甲亢病情的严重程度与治疗中的病情变化。

④孕妇和哺乳的妇女禁用。

四、鉴别诊断

根据临床表现及实验室检查,诊断一般不难。但早期轻型、特殊类型的本病,及老年或小儿患 GD 时,诊断更需依据实验室检查。此外甲亢诊断成立后,GD 应与其他病因的甲亢,如多结节性甲状腺肿伴甲亢、自主性高功能性甲状腺腺瘤性甲亢、甲状腺癌性甲亢、碘甲亢、垂体性甲亢、甲状腺炎[亚急性、慢性淋巴细胞性甲性腺炎(桥本病)、放射性甲状腺炎性甲亢]、药源性甲亢等相鉴别。

1.单纯性甲状腺肿　无甲亢症状,^{131}I 摄取率虽增高,但高峰不提前,TT_3、TT_4 正常或 TT_3 偏高,sTSH 正常。

2.神经官能症　有与甲亢相似的神经精神症状,但无甲亢的高代谢综合征、突眼及甲状腺肿,甲状腺功能检查均正常。

3.其他疾病　消瘦、低热应与结核、癌症鉴别,心律失常应与风湿性心脏病、冠状动脉硬化性心脏病及心肌病鉴别,单侧突眼应与眶内肿瘤鉴别。

五、治疗

(一)一般治疗

(1)消除精神紧张和心理上的负担,避免情绪波动,初治阶段可适当休息。

(2)饮食宜三高饮食:高能量、高蛋白、高维生素等。

(3)对症和支持疗法:如交感神经兴奋、心动过速可用 β 受体阻滞剂,失眠可用艾司唑仑等镇静药物,过度消瘦可经静脉补充营养液等。

(4)低碘饮食。

(5)戒烟。

(二)甲亢的治疗

1.抗甲状腺药物

(1)常用药物:主要有甲硫氧咪唑(MMI)和丙硫氧嘧啶(PTU)。由于 PTU 有潜在的严重肝脏毒性,大多数甲亢患者的药物治疗首选 MMI,除非是在妊娠的最初 3 个月。

(2)作用机制:①通过抑制过氧化酶活化,使无机碘氧化为活性碘减少,阻止甲状腺激素合成。②PTU 还可抑制 T_4 在外周组织中转化为 T_3。③有轻度抑制免疫球蛋白生成,使 TSAb 下降的作用。

(3)适应证:①病情轻,甲状腺肿较轻者。②年龄在 20 岁以下、孕妇、年迈体弱者,或合并严重心、肝、肾等疾病不宜手术者。③术前准备。④甲状腺手术后复发而又不宜用^{131}I 放疗者。⑤做^{131}I 放疗前后的辅助治疗。

(4)剂量与疗程:长期治疗分下列 3 期。

①初治期:MMI 30～45mg/d 或 PTU 300～450mg/d,分 3 次口服,至甲亢症状基本消失,FT_3(或 TT_3)、FT_4(或 TT_4)恢复正常即可进入减量期。

②减量期：每 3～4 周减量 1 次，每次减量 MMI 5～10mg/d，PTU 50～100mg/d。待症状消失、体征明显好转后减至最小维持量，如 MMI 5～10mg/d、PTU 50～100mg/d 进入维持期。

③维持期：上述最小维持量维持 1～1.5 年，停药前维持量还可减半。

上述长期治疗中如无严重不良反应不能任意中断治疗。停药使甲状腺缩小及 TRAb 阴性者复发率低，反之，则复发率高。

（5）治疗中的注意事项

减量或维持期间病情又有加重，可适当再加大抗甲状腺药物剂量；如症状缓解，甲状腺肿加重或突眼恶化（此点有争论），可加用小剂量的甲状腺片 20～40mg/d，或 L-T_4 50～100μg/d。

Graves 病是一种自身免疫性疾病，确诊但尚未用抗甲状腺药物前，不少病例常白细胞总数较低（<$4×10^9$/L），此非药物所致，仍可小心试用中等剂量的抗甲状腺药物，加用升白细胞药物，严密观察，绝大多数患者白细胞总数可增至正常。亦可加用肾上腺糖皮质激素。

抗甲状腺药物的不良反应：①粒细胞减少：MMI 较 PTU 多见，多发生在最初用药后 2～3 个月内，故治疗初期每 1～2 周，以后每 2～4 周查白细胞总数及分类，若白细胞总数降至 $3.0×10^9$/L 或中性粒细胞降至 $1.5×10^9$/L 时，应减少抗甲状腺药物用量，并加用升白细胞药物，严密观察。如继续下降应停药，最好做骨髓检查，以了解造血功能。在众多的升白细胞药物中，糖皮质激素作用较好，要注意防治继发感染。②药疹：较为常见，轻者可用抗组胺药物，严重者停药。③肝功能损害：MMI 多导致胆汁淤积，PTU 多导致肝炎型损害并有致死报道。

（6）停药与复发问题：经上述有规则长期治疗，轻、中度 GD 患者的缓解率 50%～60%，其余则常在停药后 3 个月至 1 年内复发。停药时除临床表现及甲状腺激素和 TSH 正常外，血清 TSAb 或 TRAb 明显下降或转阴则是减少复发的关键。

2.放射性碘治疗

（1）适应证：①成人 Graves 甲亢伴甲状腺肿大Ⅱ度以上。②ATD 治疗失败或过敏。③甲亢手术后复发。④甲状腺毒症心脏病或甲亢伴其他病因的心脏病。⑤甲亢合并白细胞和（或）血小板减少或全血细胞减少。⑥老年甲亢。⑦甲亢合并糖尿病。⑧毒性多结节性甲状腺肿。⑨自主功能性甲状腺结节合并甲亢。

（2）相对适应证：①青少年和儿童甲亢，用 ATD 治疗失败、拒绝手术或有手术禁忌证。②甲亢合并肝、肾等脏器功能损害。③Graves 眼病，对轻度和稳定期的中、重度病例可单用 ^{131}I 治疗甲亢，对病情处于进展期患者，可在 ^{131}I 治疗前后加用泼尼松。

(3)禁忌证:妊娠和哺乳期妇女。

3.手术治疗

(1)适应证:①中、重度甲亢,长期治疗无效,或停药后易复发,或对抗甲状腺药物有严重不良反应不能使用者。②甲状腺明显肿大,尤伴有压迫症状者。③结节性甲状腺肿伴功能亢进者。④胸骨后甲状腺肿伴甲亢者。⑤不愿长期服药而盼迅速控制病情者。⑥疑与甲状腺癌并存者。⑦儿童甲亢药物控制不佳者。⑧妊娠期甲亢药物控制不佳者,可在妊娠中期手术治疗。

(2)禁忌证:①伴严重浸润性突眼者。②有较重心、肝、肾等疾病不宜手术者。③伴早、晚期妊娠者。

4.其他抗甲状腺药物

(1)碘剂:碘剂不宜长期用于甲亢的治疗,仅用于:①甲亢手术前准备。②甲亢危象的抢救。当前有些人常用富含碘的中草药治疗甲亢,应予注意和否定。

(2)过氯酸钾和碳酸锂:可阻止甲状腺摄取碘,减少甲状腺激素的合成与释放,但疗效差,不良反应大,偶可短期用于对硫脲类或咪唑类药物有严重反应的甲亢患者。

第三节　甲亢特殊临床表现的诊断与治疗

一、甲状腺危象

甲状腺危象是指甲亢未能及时有效得到控制的患者,在某种诱因作用下病情急剧恶化,危及生命的状态。

(一)诱因

1.感染　以急性呼吸道感染最为常见。

2.外科手术　即使像阑尾炎切除术、产钳引产、拔牙等小手术亦可引发危象,特别是甲亢术前准备不充分的次全切除术。

3.神经、精神因素　也是常见的诱因。

4.放射性^{131}I治疗　重症甲亢^{131}I放疗中$5\%\sim10\%$的患者可有甲亢加重,少数可出现危象。

5.其他诱因　如甲状腺过度挤压、突然停用抗甲状腺药物等。

6.无诱因者　常见于重症甲亢病例。

（二）发病机制

甲状腺危象发病机制未完全阐明，较多学者认为有以下两点：

1.单位时间内甲状腺激素分泌和释放过多　危象几乎均发生在甲亢未被控制的患者身上，因上述诱因致使单位时间内甲状腺激素分泌和释放过多。

2.肾上腺皮质功能减退　甲亢患者肾上腺皮质储备功能不足，一旦发生甲状腺危象易致功能衰竭。甲状腺危象中的不少诱因和某些症状与肾上腺皮质危象相似，糖皮质激素在甲状腺危象的治疗中有良好疗效也支持本观点。

（三）诊断

（1）多数患者原有甲亢病史，且未得到有效控制。

（2）发热：多数患者有高热或超高热，皮肤湿润，大汗淋漓。

（3）心血管症状：心动过速，一般在 120～140 次/分或更快，心律失常（室上性心动过速、房颤、房扑），可发展为心衰、休克。

（4）神经、精神症状：多数患者有烦躁、焦虑、幻觉、震颤，严重患者可出现谵妄、惊厥、昏迷。少数老年人呈"淡漠"型，表现为淡漠、反应迟钝、嗜睡、腱反射消失或减弱，可成恶病质或木僵状态。

（5）胃肠道症状：食欲减退、恶心、呕吐及腹泻，因伴大量出汗易致严重失水，不少患者可有黄疸和肝功能异常。

（6）实验室检查：血清 TT_4 增高，但并不异于一般甲亢患者。少数患者由于 TBG 浓度下降使 TT_3、TT_4 下降，此时测 FT_3、FT_4 更有价值。有些患者可能有黄疸和肝功能异常。

（四）治疗

（1）快速抑制 T_3、T_4 合成：因 PTU 兼有抑制 T_4 向 T_3 转化，故首选 PTU，首剂 600mg，口服或由胃灌入，如无 PTU 可用 MMI 60mg；以后每次 PTU 200mg、MMI 20mg，每日 3 次，口服。待危象消除后改用常规剂量。

（2）阻止甲状腺激素释放：服用抗甲状腺药 1～2h 后，用碘化钾，首剂 30～60 滴，以后 5～10 滴，每 8h 1 次，口服或由胃管灌入，或碘化钠 0.5～1.0g 加 5％葡萄糖盐水 500mL 中，缓慢静脉滴注 12～24h，视病情好转后逐渐减量，危象消除即可停用。

（3）降低周围组织对甲状腺激素反应：应用肾上腺素阻滞药普萘洛尔，若无心功能不全，40～80mg，每 6～8h 口服 1 次，或 2～3mg 加于 5％葡萄糖盐水 250mL 中缓慢静脉滴注，同时密切注意心率、血压变化。一旦危象解除改用常规剂量。

（4）拮抗应激：可用氢化可的松 100mg 或地塞米松 2mg 加入 5％葡萄糖盐水

500mL 中静脉滴注,每天可用 2～3 次。危象解除后可停用或改用波尼松(强的松)小剂量口服,维持数日。

(5)寻找和去除诱因,抗感染,监护各重要器官功能和防治各种并发症。

(6)支持和对症治疗。

①吸氧:视病情需要给氧。

②镇静药的应用:可选用或交替使用地西泮 10mg,肌内注射或静脉注射,或苯巴比妥钠 0.1g 肌内注射,10％水合氯醛 10～15mL 灌肠,必要时可用人工冬眠Ⅱ号半量或全量肌内注射。

③积极物理降温:冰袋,酒精擦浴,冷 0.9％氯化钠溶液保留灌肠,输入低温液体等。

④纠正水、电解质紊乱:一般予 5％葡萄糖盐水,24h 内可输入 2000～3000mL,根据血钾、尿量合理补钾。

(7)如上述治疗的效果不满意,可采用血液透析与血浆置换,以迅速降低血浆甲状腺激素的水平。

二、甲状腺毒症性心脏病

甲状腺毒症性心脏病(以下简称甲亢心)是指甲状腺功能亢进时,过量的甲状腺激素对心脏的直接毒性作用或间接影响,引起心脏扩大、心力衰竭、心律失常和心绞痛等一系列心血管症状和体征的一种内分泌代谢紊乱性心脏病。

(一)发生率及其促进因素

甲亢心的发生率各家报道不一,国外报道约 10％,国内报道 23％～25％。甲亢心的发生率与甲亢患者的下列因素有关。

(1)多见于男性,与患者的年龄呈正相关,<40 岁与>40 岁的甲亢年龄组比较,后者是前者的 2～3 倍。

(2)与甲亢的病情和病程呈正相关。

(二)诊断

1.临床表现　甲亢症状常不典型,尤其在老年甲亢患者,可以心血管系统的某一症状为其突出的表现。

(1)心律失常:甲亢心的心律失常可表现为多种形式,如频发房早、房颤、房扑和 AVB 等,但以房颤为最常见,占 50％～70％。有人在统计孤立性房颤的病因分析中发现 1/3 是由甲亢所致。其特点常由频发房早发展到阵发房颤,最后发展到持续性房颤。房颤时心室率快,大多在 120 次/分以上(此点与冠心病房颤时心室率较慢不同），一般不伴有左心衰及肺瘀血等征象。对洋地黄减慢心室率（或转为窦性心律）反应差，易中毒。也不宜电复律纠正，甲亢控制后多能自行消失。

（2）心脏扩大：多为轻、中度增大（不如扩张型心肌病明显）。X线透视下，可见扩大的心脏心搏快而有力。

（3）心力衰竭：甲亢心发生心衰时，可表现为全心衰，但多以右心衰为主，常四肢温暖，脉压大，测定循环时间正常或缩短，对洋地黄疗效差，易中毒。多数表现为高排性心衰，在甲亢控制后容易纠正；少数表现为低排性心衰（心脏泵衰竭），治疗较为棘手。

（4）甲亢心的某些特殊临床表现

①甲亢合并缺血性心脏病：a.可表现为心绞痛或心肌梗死，机制不甚明了。可能与冠状动脉痉挛、栓塞、微循环障碍、舒张压降低、舒张期时间缩短等引起冠状动脉供血不足、乳酸蓄积及甲亢时心脏病耗氧量明显增高有关。冠状动脉（冠脉）造影常未见异常。b.其心绞痛的特点为休息时痛，特别卧位时发心绞痛（约占甲亢心心绞痛的75%）；心绞痛发展迅速而甲亢控制后心绞痛缓解或消失。

②甲亢合并二尖瓣脱垂（MVP）：国外报道甲亢并MVP高达42.5%，多为暂时性，随甲亢痊愈而消失，机制不明。当甲亢患者出现胸痛、气短或极度忧虑等神经、精神症状，特别是在心前区听到非喷射性喀喇音时，要高度怀疑MVP的存在，应进行超声心动图检查。

③甲亢合并缓慢心率：近10年来有关这方面的报道并不少见，如甲亢合并病态窦房结综合征、窦房阻滞、AVB等。其机制可能与甲亢同时合并心肌病变，引起心脏传导组织的水肿、淋巴细胞浸润等有关。

2.诊断标准　一般能符合下列几点者可以确诊：①甲亢诊断明确。②有上述一项或一项以上的心脏异常。③能排除其他病因引起的心脏病。④甲亢控制后心脏异常消失或明显好转。

（三）甲亢心的防治

积极有效地治愈甲亢是防止甲亢心发生和发展的主要措施。在并发甲亢心时，可采取下列措施。

1.控制甲亢的治疗　以抗甲状腺药物、^{131}I放疗为宜。应首先给予足量的抗甲状腺药物，控制甲状腺功能至正常。然后再给予^{131}I放疗，具体剂量要根据患者的心功能状况而定，因为^{131}I所导致的甲状腺组织破坏会释放大量的甲状腺激素而加重心脏的病变；必要时可以加用普萘洛尔以控制心动过速。

2.心衰治疗　洋地黄宜小剂量、多次使用，用短效剂型（如毒毛花苷K、毛花苷

C),以防止中毒反应。

3.控制心律失常 房颤、快速心室率为有效控制易诱发心衰。

(1)β受体阻滞药有较好疗效,但因其有抑制心室收缩力的作用而有诱发或加重心衰的可能。因此,应慎用并严密监测,可与小剂量、快速、短效的强心药合用,或选用对心肌抑制作用较弱的药物,如美托洛尔、比索洛尔。

(2)最近有文献报道甲亢房颤时选用胺碘酮有较好疗效。该药本身是一种抗心律失常药,同时因含有大剂量碘剂,经甲状腺摄取后能抑制甲状腺激素的合成(Wolff-Chaikoff效应)和释放,在肝脏内阻止 T_4 转化成 T_3,从而减少对心脏的影响。但疗程不能过长(一般只用 2～3 周),否则会失去上述作用,且对以后用抗甲状腺药物治疗甲亢造成困难。

(3)也有用钙拮抗药(如维拉帕米)治疗甲亢房颤取得良好疗效的报道。

三、妊娠伴甲状腺功能亢进症

无论甲亢治疗期间合并妊娠还是妊娠期间患甲亢,皆为妊娠伴甲亢,诊断和治疗有其一定特点。

(一)诊断

(1)正常妊娠时,由于垂体生理性肥大和胎盘绒毛促甲状腺激素分泌过多,使甲状腺活性增强,出现某些代谢亢进表现。如怕热、心衰、食欲增大,甲状腺亦可轻度肿大,称为绒毛膜促性腺激素(hCG)相关性甲亢。妊娠时因为雌激素增高而导致 TBG 的成倍增加,可致 TT_4 明显增高、TT_3 轻度增高。因此妊娠早期伴轻、中度甲亢诊断有时较困难。

(2)下列各项有助妊娠伴甲亢的诊断

①静息或入睡时心率仍＞100 次/分。

②有的患者可表现为顽固性呕吐。

③如有胫前黏液性水肿、浸润性突眼、甲亢指端粗厚,不但有助于甲亢诊断,而且提示为 Graves 病。

④实验室检查对诊断甲亢有价值的有:a.在 sTSH 正常或降低的情况下,FT_4、TT_4 仍明显增高。b.FT_3、TT_3 增高有助于 T_3 型甲亢的诊断。c.TRAb 阳性。

(二)治疗

有效地控制孕妇甲亢,对孕妇、胎儿及新生儿都十分重要。治疗包括药物和手术,[131]I 放疗属禁忌。

1.抗甲状腺药物治疗

(1)妊娠早期首选 PTU,虽然 PTU 可通过胎盘,但因其与血浆蛋白结合率高,通过胎盘的量明显小于 MMI。有研究发现其通过胎盘的量仅为 MMI 的 1/5～1/4,但有个体差异。

（2）由于有 PTU 导致致死性肝功能损害的报道,故在妊娠中晚期推荐使用 MMI,因为此时胎儿甲状腺已经开始分泌甲状腺激素。若肝功能正常者亦可使用 PTU,肝功能异常者推荐使用 MMI,用最小有效剂量维持甲状腺功能在正常偏高。

（3）PTU 不在乳汁中聚集,故产后 PTU 治疗的产妇仍可喂奶,建议每次喂奶后服药。

2.β 受体阻滞药　妊娠伴甲亢是否使用 β 受体阻滞药存在争论。有人认为 β 受体阻滞药与自发性流产有关,可引起胎儿生长发育迟缓、产程延长(造成宫口扩张延缓)、新生儿中枢神经抑制状态和心动过缓,故应慎用。

3.补充小剂量甲状腺激素　不主张在妊娠期使用甲状腺激素。原因是甲状腺激素通过胎盘量极少,因此补充甲状腺激素不能防止孕妇甲减及 PTU 引起的胎儿甲减;相反,补充甲状腺激素后掩盖了孕妇甲减,误导医生维持和增加 PTU 剂量。

4.手术治疗　对抗甲状腺药高度过敏或治疗失败病例,可考虑手术治疗,时间应选择在妊娠中期(第 4～第 6 个月)。碘剂做术前准备时,因碘剂能通过胎盘,引起胎儿甲状腺肿大(甲肿)或甲减,出生时可引起新生儿窒息而死亡,故应快速准备,及时手术。术后应补充小剂量甲状腺激素。

5.HCG 相关性甲亢无需治疗

四、内分泌浸润性突眼

内分泌浸润性突眼,又称为恶性突眼;如见于甲状腺功能正常者,则称 Graves 眼病。与甲状腺激素无关,目前认为属于一种自身免疫性疾病。

（一）病因

发病机制尚未完全阐明,近年来的研究认为与下列机制有关。

1.体液免疫　本病一般认为系自身免疫性疾病,眼部可能存在与 Graves 病相似的体液免疫基础。最近研究发现眼窝组织内存在脏器特异性抗原,血清中已检出眼外肌的 64kDa 蛋白及其特异性抗体,推测该蛋白与突眼发病有关。

2.细胞免疫　患者眼外肌内浸润的 T 细胞有识别眼外肌抗原的功能,能刺激 T 细胞增生和产生移动抑制因子。约有半数患者存在抗体依赖性细胞介导的细胞毒作用。自然杀伤细胞活性多低下,故自身抗体生成亢进。

3.球后成纤维细胞的作用　胰岛素生成因子-1(IGF-1)和成纤维细胞生成因子(FGF)有刺激成纤维细胞的作用。免疫组化染色证明,本征患者眼外肌、脂肪细胞、炎症浸润细胞中存在 IGF-1,考虑与发病有关,成纤维细胞活性增强与突眼有密切关系,使黏多糖、胶原、糖蛋白分泌增多,尤其黏多糖吸水性较强,使脂肪组织、眼外肌间质水肿。

（二）诊断

（1）恶性突眼病较少见,约占 Graves 病的 5%,男性相对多于女性,如甲状腺功能正常者,则称 Graves 眼病。

（2）有或无（如 Graves 眼病）其他的甲亢临床表现。

（3）眼征:常有视力疲劳、异物感、怕光、流泪、复视,甚至视力减退。因眼外肌麻痹而使视野缩小。突眼度一般在 19mm 以上,有时可高达 30mm,两眼突眼程度可不等,可仅一侧突眼。严重突眼者因结膜、角膜外露易引起充血、水肿、溃疡、眼球炎或者视神经损害以致失明。

（4）实验室检查:同普通型 Graves 病。即使甲状腺功能正常,但可看见某些异常改变:①T_3 抑制试验不能被抑制,TRH 兴奋试验不能被兴奋。②甲状腺增大或有结节。③TRAb 阳性。

（5）应行眶后 CT 或 MRI 检查以排除眶内肿瘤。另外,要排除甲状腺结节性疾病、中枢神经或脑神经病变、糖尿病性单神经病变等。

（三）治疗

（1）一般治疗:戒烟,高枕睡眠,低盐饮食,适当使用利尿药。充血、水肿者可交替滴用抗生素及皮质激素眼药水。异物感者滴甲基纤维素眼药水可减轻眼局部刺激症状。外出戴茶色眼镜。上睑挛缩、凝视者滴 5% 胍乙啶眼药水。眼睑不能闭合者使用眼罩,夜睡时涂抗生素眼膏。结膜水疱样膨出时暂时缝合上下眼睑。

（2）甲亢治疗推荐使用抗甲状腺药物治疗,能否使用[131]I 放疗或手术治疗有争议。在用抗甲状腺药物治疗中可加用免疫抑制药。可加用小剂量甲状腺激素以防止药物性甲减导致的 TSH 增高,可能对突眼有利。

（3）糖皮质激素:目前多推荐使用甲泼尼龙冲击治疗,500～1000mg 静脉注射每日或隔日 1 次,共 3 次。亦可用口服泼尼松,起始剂量要大（60～80mg/d,甚至更大）,连用 1～3 个月,见效后逐渐减量,不能骤停,疗程常为 3 个月以上,或眼球后注射甲泼尼龙 10mg,每月 1～2 次,可提高疗效,减少激素用量。应注意不良反应和严格的无菌操作。

（4）抗 CD_{20} 淋巴细胞药物。

（5）上述治疗无效者可使用环孢素、血浆置换疗法。

（6）有报道,浸润性突眼患者局部 IGF-1 浓度增高,用长效生长抑素奥曲肽有良好疗效。

（7）以上治疗无效或不能耐受者可做眶后放疗，如影响视力者可考虑做眶部手术减压术。

（8）病情稳定后，持续复视者可行眼科矫正手术。

第四节　甲状腺功能减退症

甲状腺功能减退症（以下简称甲减）是指由多种原因引起的甲状腺激素合成、分泌或生物效应不足，导致以全身新陈代谢率降低为特征的内分泌疾病。本病如始于胎儿期或婴儿期时称为克汀病或呆小病；始于性发育前儿童称为幼儿型甲减，严重者称为幼年黏液性水肿；成年发病则称为甲减，严重时称为黏液性水肿。按病变部位可分为甲状腺性、垂体性、下丘脑性和受体性甲减。

一、病因

病因有多种，以甲状腺性最多见，其次为垂体性，下丘脑性及甲状腺激素受体性少见。

（1）甲状腺性甲减：占 90％以上，大多数因后天获得性甲状腺组织遭破坏，由遗传因素引起甲状腺激素酶系失常者少见，其病因可为：①炎症，如免疫反应或病毒感染等所致，桥本甲状腺炎是自发性甲减中最常见的病因。②放疗，常见于^{131}I 放疗后。③甲状腺大部或全部手术切除后。④严重缺碘或长期过度摄碘。⑤某些单价阴离子，如含 SCN^-、ClO_4^-、NO_3^- 的盐类，以及含硫氢基前体的食物均可抑制甲状腺摄碘，引起甲状腺肿或甲减。⑥某些遗传因素引起的甲减。⑦其他原因等。

（2）垂体性甲减：由于垂体疾病引起 TSH 不足而发生继发性甲减，其病因可由肿瘤、手术、放疗和产后垂体缺血坏死所致，后者腺垂体被广泛破坏。多表现为多种垂体促靶腺激素分泌减少。

（3）下丘脑性甲减：TRH 分泌不足可致 TSH 及甲状腺激素分泌功能低下而引起三发性甲减。病因可由下丘脑肿瘤、炎症、肉芽肿和放疗等所致。

（4）受体性甲减（亦称甲状腺激素抵抗综合征）：少见。特点是体内靶组织器官对甲状腺激素的反应降低或丧失，分为全身型、周围型和中枢型。除中枢型外，血中 T_3、T_4 多正常或增高，临床表现为明显的甲减综合征。

（5）消耗性甲减：可发生于患血管瘤或其他肿瘤的儿童和体外循环心脏手术患者。

（6）医源性甲减。

二、病理

(一)甲状腺

因病因不同而表现不同:①萎缩性病变,多见于慢性淋巴细胞性(桥本)甲状腺炎,早期腺体内有大量淋巴细胞、浆细胞等炎性浸润,然后腺泡受毁代以纤维组织,残余腺泡细胞变小,腺泡内胶质显著减少。放疗和术后的甲减患者甲状腺亦明显萎缩。继发性甲减患者也表现出上述程度较轻的变化。先天性甲状腺激素合成障碍甲减者,则甲状腺增生肥大。②甲状腺肿大伴多发性结节者多见于地方性甲状腺肿,因缺碘所致;桥本甲状腺炎后期也可伴结节;药物所致者,腺体多呈代偿性弥漫性肿大。

(二)垂体

甲状腺性甲减者因甲状腺激素减少使 TSH 细胞增生肥大,嗜碱性粒细胞变性,久之腺垂体增大,甚或发生腺瘤,可同时伴有高催乳性血症。垂体性甲减者,其垂体萎缩,有肿瘤或肉芽等病变。

(三)其他

1.皮肤 角化,真皮层有黏多糖沉积,有黏液性水肿形成。

2.肌肉 骨骼肌、平滑肌、心肌均有间质水肿,肌纹理消失,肌纤维肿胀断裂等。

3.心脏 常扩大、间质水肿,可有心包积液。另外值得关注的是甲减的患者可出现血清总胆固醇和 LDL 水平的升高,导致动脉粥样硬化和冠心病的发生。

4.肾脏 可有肾小球、肾小管基膜增厚而出现蛋白尿。

5.脑 脑细胞萎缩、胶质化和灶性衰变。

6.其他脏器 ①肝有水肿,肝小叶中央性纤维化。②肾脏细胞间有黏多糖沉积,浆膜腔内有黏液性积液。③胃肠黏膜、肾上腺皮质萎缩,睾丸衰变和大血管有动脉硬化。

三、诊断

(一)成年型甲减

成年人甲状腺激素缺乏主要影响代谢和脏器功能,及时诊治多属可逆性。多见于中年女性。

1.起病缓慢 除手术切除或[131]I放疗引起的甲减外,多起病缓慢,早期缺乏特征,有的在 10 年以后方有典型特征。

2.一般表现　畏寒、少汗、乏力、懒言少动。典型黏液性水肿者呈表情淡漠、面色苍白、水肿。皮肤干燥、增厚、粗糙、脱屑,踝部呈非凹陷性水肿,毛发干燥稀疏。因贫血或胡萝卜素血症,手足掌呈姜黄色。体重增加。

3.神经、精神系统　嗜睡、记忆力及智力低下、反应迟钝、精神抑郁,有些呈神经质表现,严重者发展为猜疑性精神分裂症。后期多痴呆、幻觉、木僵或昏迷,20%～25%的重症患者可发生惊厥。因黏液蛋白沉积可致小脑功能障碍,呈共济失调、眼球震颤等,跟腱反射减退。

4.心血管系统　心动过缓(<60次/分)、心音低弱、心界扩大,超声心动图常提示心包积液,一般为高蛋白浆液性渗出物,很少发生心脏压迫症状。也可发生心肌病变,心排血量减少,但心脏耗氧量亦相应减少,故发生心绞痛与心力衰竭者罕见。

5.消化系统　食欲减退、腹胀、便秘,严重者可出现麻痹性肠梗阻。可有肝功能异常,表现为天冬氨酸氨基转移酶(AST)、乳酸脱氢酶(LDH)、肌酸磷酸激酶(CPK)增高,易误诊为心肌梗死。

6.其他系统　性欲减退,男性阳痿,女性不育。女性可有月经紊乱,约1/3的患者可有溢乳、呼吸困难、嗓音嘶哑、听力损伤。如原发性甲减伴自身免疫性所致的肾上腺皮质功能减退和1型糖尿病,称为Schmidt综合征。由于肌无力,可出现肌肉阵发性短暂性疼痛、痉挛或强直,黏液性水肿患者可伴关节病变。因代谢低下,胃酸缺乏或维生素B_{12}吸收障碍,2/3的甲减患者可有轻、中度正色素性或低色素性小红细胞型贫血,少数患者有恶性贫血。

(二)呆小病

1.新生儿　有下列表现时应注意甲减可能,少哭笑,反应迟钝,活动少,体温低,厌食,便秘,黄疸时间延长,体格智力发育差。

2.典型的呆小病　外貌丑陋,表现呆滞,面色苍黄,皮肤粗厚多皱褶,前额多皱纹,唇厚,流涎,舌大常外伸,两眼距宽,四肢粗短,身材矮小,腹饱满膨大伴脐疝,骨骼(牙)发育差,性器官发育延迟。

地方性呆小病典型呈三组综合征。

(1)神经型:脑发育障碍,智力低下,聋哑,生活不能自理。

(2)黏液性水肿型:以代谢障碍为主。

(3)混合型:兼有两型表现。

(三)幼年型甲减

介于成人型和呆小病之间。幼儿多表现为呆小症,较大儿童则与成年型相似。

（四）甲减的实验室检查

（1）血清 TSH（或 sTSH）升高

①是甲状腺性甲减最早、最敏感的改变，多＞10U/L。

②在怀疑原发性甲减的患者中，若 TSH 正常则可以排除原发性甲减；若 THS 明显升高（＞20U/L）则可确诊为甲减。

③若血清 TSH 轻度升高（＜20U/L），既可能是非甲状腺疾病所致，也可能是亚临床甲减（指的是甲状腺功能受损但 TSH 的分泌增加，从而能维持 T_4 在正常的范围内。这些患者可能仅有非特异性的甲减症状，血总胆固醇和 LDL 的水平轻度升高，要测定 T_4 以明确诊断）。

（2）血清 TT_3 或 FT_3 下降：仅见于甲减后期或重症者。

（3）血清 TT_4 或 FT_4 降低：早于 TT_3 或 FT_3 的下降。

（4）血清 rT_3 明显降低：有助对"低 T_3 综合征"的鉴别。

（5）甲状腺摄^{131}I 率低下。

（6）TRH 兴奋试验可判定垂体性或下丘脑性甲减，垂体性甲减 TSH 无反应；下丘脑性甲减的患者 TSH 呈延迟升高。

（7）过氯酸钾排泌碘试验：阳性见于 TPO 缺陷所致的甲减和 Pendred 综合征（以甲状腺肿大、先天性感觉神经性耳聋和碘的有机化障碍为主要特征的常染色体隐性遗传病），现多用候选基因突变分析代替过氯酸钾排泌碘试验。

（8）抗体测定：抗甲状腺球蛋白抗体和抗微粒体抗体阳性、效价增高者，考虑病因与自身免疫有关。

（9）一般检查：甲减患者常呈轻、中度贫血，多数呈正细胞正色素性，部分呈小细胞低色素性，少数呈大细胞高色素性贫血。甲状腺性甲减者常伴有高脂血症，表现为血清总胆固醇和甘油三酯水平的升高。也有的患者会出现肌酸激酶的升高。

四、鉴别诊断

（1）确诊甲减者，进一步按上述检查鉴定病变部位，并尽可能做出病因诊断。

（2）伴垂体增大、高泌乳素血症者，应排除泌乳素瘤。甲状腺性甲减伴溢乳甚至垂体增大者，补充甲状腺激素治疗后可恢复正常。

（3）早期轻型甲减多不典型，易被漏诊或误诊为贫血、肾炎、特发性水肿、冠心病等。还应排除某些慢性疾病，如肝硬化、肾炎等低血浆蛋白所致的低 T_3 综合征。后者低 T_3、高 rT_3、TSH 正常是其特点。

五、治疗

1.替代治疗　治疗的目标是维持 TSH 水平在正常范围,若不能以 TSH 作为衡量指标(如垂体和下丘脑疾病所致的继发性甲减),目标则为 T_4 水平维持在正常范围。无论何种甲减均需甲状腺激素治疗,永久性者需终身服药。开始用量和最佳维持量应个体化。常用制剂:①左甲状腺素钠(L-T_4),作用较长($T_{1/2}$ 为 7d)而稳定,列为首选,起始剂量为 $25\sim50\mu g/d$,1 次/日;每 $1\sim2$ 周增加 $25\mu g$,在第一次随访前的剂量不要超过 $100\mu g/d$。在起始治疗后 $4\sim6$ 周要测定 TSH 和甲状腺激素的水平,并根据 TSH 的水平来调整 L-T_4 的剂量,每 $4\sim6$ 周调整剂量 1 次,每次增加的剂量$\leqslant25\mu g/d$。②甲状腺片目前基本不推荐使用,因其口服吸收缓慢,生物效应不稳定,起始剂量为 $10\sim20mg/d$,视病情每周增加为 $10\sim20mg/d$,维持量为 $60\sim180mg/d$。③对外周型甲状腺激素抵抗综合征,宜补充较大剂量的甲状腺激素。④对于 Graves 病治疗后导致的甲减,治疗剂量应减少($75\sim125\mu g/d$)。亚临床甲减的治疗:若出现以下表现之一,则应对轻度甲减的患者采用 L-T_4 治疗:①有甲减的症状;②甲状腺肿大;③高胆固醇血症;④妊娠;⑤血清 TSH$>10U/L$。

2.对症治疗　有贫血者应补充铁剂、维生素 B_{12}、叶酸等。

3.病因治疗及预防　有些病因引起的甲减,如缺碘、手术、^{131}I 放疗通过早期防治可减少发病;对抗甲状腺药物引起的药物性甲减,通过及时调整剂量可以避免;胎儿、新生儿的甲减应大力通过筛选诊断,及时给予治疗。

第五节　甲状腺功能减退心脏病

甲状腺功能减退心脏病(以下简称甲减心)并不少见,常因甲状腺激素不足或缺如而引起代谢障碍。临床主要表现为甲减症状和心脏的异常改变,如心包积液、心脏扩大、心律失常和心功能不全等。

一、甲减心的发生率和误诊

甲减心的发生率国内报道高达 $55\%\sim66\%$。成年人甲减病情常隐匿、发展缓慢,临床表现多样化,故临床上有较高的误诊、漏诊率,因而也极易导致误诊和漏诊。

(一)诊断

甲减临床表现以临床重型或以某系统症状为主,本文重点阐述心血管方面的特点。

1.心包积液　发生率高,国外报道为 30%～80%,武汉同济医院的资料显示为 54%,是甲减性心脏病的主要原因。超声心动图检查心包积液比 X 线敏感。积液清亮呈草黄色,胆固醇、蛋白质含量极高,红、白细胞少见。积液量多少不一,多者可达数升。但由于积液积聚缓慢,心包逐渐扩张,一般不引起心脏压塞症状。形成心包积液的机制与毛细血管通透性增加、局部淋巴液回流缓慢、黏多糖堆积以及全身的水钠潴留等因素有关。

2.心肌病变　临床检查、X 线检查证实有心脏增大,超声心动图检查无心包积液时,可能系心肌病引起的心室扩张。甲减心病理学检查外观苍白、松软、扩张;镜检可见心肌纤维水肿、变性、坏死、纤维化、间质水肿,含有过多的黏多糖和蛋白质。

3.甲减心血流动力学改变　甲减心血流动力学研究表明,心排血量减少,心脏射血指数比正常人平均减少 47%,但总的耗氧量亦减少 37%,外周阻力正常或轻度增加。动物实验研究证明,甲减大冠状动脉血流量和心肌耗氧量成比例地减少。因此,临床上很少认为甲减心患者会出现心功能不全。甲减心的机制还未十分明了,近年来研究认为是由于心肌儿茶酚胺的受体减少所致。最近的研究指出,甲减时因心肌肌质网功能和肌凝蛋白的三磷腺苷(ATP)酶活性降低所致;离体甲减兔发现心肌肌质网中 Ca^{2+}-ATP 的摄取和转运降低,而 Ca^{2+}-ATP 是促使肌纤维蛋白向肌凝蛋白滑动,产生心肌收缩的主要物质之一,据此解释甲减心心肌收缩力的减弱。

4.甲减心检查

(1)心电图(ECG)改变:甲减心 ECG 检查几乎均有异常改变。典型的变化为窦性心动过缓,QRS 波低电压,T 波低平或倒置。此外少数可出现 P 波低电压,PR 或 QT 间期延长,偶见不完全或完全性右束支传导阻滞等。P 波或 QRS 波低电压、T 波低平或倒置可由心包积液引起,如积液消失后仍然存在,则提示为甲减所致的继发性心肌损害;若用甲状腺激素治疗后不能恢复正常,则提示为永久性心肌损害或合并有冠心病。

(2)心功能检查:甲减病例在上述检查无明显心脏异常时,非创伤性收缩时间间期(STI)测定可发现收缩前间期(PEP)延长、左心室射血时间(LVET)缩短、PEP/LVET 比值增高,但为可逆性改变,甲状腺激素治疗后可以恢复正常。STI 为一敏感指标,有助于早期发现甲减心。

5.甲减心与冠心病及其鉴别诊断　甲减患者因脂质代谢紊乱易产生高脂血

症,近年来的研究证明,甲减时由于红细胞内 2,3-二磷酸甘油酸水平降低,导致携带氧功能障碍,黏多糖代谢异常,因此甲减患者易患冠心病。在武汉同济医院的病例中,曾有患者发生典型的心绞痛,经 ECG 证实有明显的心肌缺血性改变,但经甲状腺激素补充治疗后症状明显好转,最后心绞痛消失,ECG 完全恢复正常的病例。国外亦有不少报道,甲减心伴心绞痛者经冠脉造影未见有冠状动脉狭窄的依据。甲减心发生心绞痛的机制可能因甲减导致心肌组织供氧不足,心肌缺氧导致代谢不全引起,因此二者鉴别在临床治疗和判断预后上甚为重要。

二、诊断标准

(1)甲减诊断明确。

(2)有下列 1 项或 1 项以上的心脏异常改变:①明显的心律失常。②低电压。③心肌损害。④心脏扩大或心包积液。

(3)能排除其他原因引起的心脏病。

(4)甲状腺激素治疗后多数痊愈或显著好转。

三、治疗

包括病因治疗和对症治疗。

甲减的特效治疗是应用甲状腺激素,甲减心时应强调从小剂量开始(尤其在老年人),逐渐增加剂量,症状明显改善后改服每天维持量,终身服用。一般开始剂量为甲状腺激素 20mg/d 或 L-T_4 100μg/d,最后可达 80～120mg/d 或 L-T_4 150～300μg/d。不少文献报道甲减心患者经甲状腺激素治疗后,随甲减的好转,原来异常的心功能、贫血、高血脂等均可恢复正常。

甲减心患者因胃酸缺乏和(或)月经过多、甲状腺激素不足、骨骼造血功能受到抑制以及因胃内因子缺乏,可造成缺铁性、正常细胞性或大细胞性贫血。一般多为轻、中度贫血,明显贫血时应加用铁剂、叶酸、维生素 B_{12} 或肝制剂。

甲减心患者多有水钠潴留,血清钠浓度降低,倾向于稀释性低钠血症,主要补充甲状腺激素治疗,其次应适当限制水分摄入,若静脉滴注输液时应输注不含钠溶液。

甲减心出现心功能不全时,因对洋地黄的耐受性很差,仅可考虑用小剂量快速、短效的强心药(如毒毛花苷 K、毛花苷 C)治疗。

第六节　甲状腺功能减退昏迷

甲状腺功能减退昏迷亦称为黏液性水肿昏迷,甲减尤其是临床重型甲减(黏液性水肿)在某些诱因下,特别在寒冷的冬季节,可导致体温过低、二氧化碳潴留、大脑功能障碍甚至昏迷等,称甲减危象。预后差,病死率高达50%。

一、诱因

1.寒冷　严寒的冬季因外界气温降低,患者对甲状腺激素的需求增加,但又不能代偿性地分泌增加,以致诱发昏迷。

2.感染　各种感染,尤其是肺炎,应强调的是甲减患者感染时无发热。

3.其他　如创伤、手术、麻醉及镇静药、安眠药应用等。

二、发病机制

甲减性昏迷发生机制较为复杂,迄今尚未完全阐明,综合各种意见分述如下。

1.体温过低　气候寒冷是导致本症的主要诱因。据研究,当体温下降至24℃以下时,体温调节中枢即丧失功能,体温不能自行恢复正常;患者体温下降多不伴有寒战,用加温法可使体温回升。此据说明患者有体温调节中枢衰竭。尸检可发现下丘脑有黏液性水肿的变化和沉淀物,这可能是产生体温过低的一种因素。

2.二氧化碳潴留　甲减性昏迷时患者并非都有体温过低。本症患者昏迷时常伴有呼吸频率慢而微弱,加上咽喉部黏液水肿,以致阻塞性通气障碍,出现 PCO_2 分压增高,PO_2 分压下降,因此 CO_2 中毒是产生甲减性昏迷的原因之一。

3.大脑酶系功能障碍　由于甲状腺激素严重缺乏,使大脑许多重要的酶系统活性下降、功能障碍,因而影响大脑的功能。甲减患者反应迟钝、精神症状及昏迷与大脑酶活性降低有关。

4.糖代谢障碍　有研究表明甲减性昏迷与患者对糖原的储存功能,以及组织细胞对葡萄糖的吸收利用障碍有关。

5.低血钠及水肿　甲减患者有水利尿障碍,钠的慢性丧失可引起稀释性低钠血症,可能同时伴有不适当的抗利尿激素(ADH)分泌过多,因此低血钠及水中毒也是引起甲减性昏迷的原因之一。

三、诊断

(1)多数患者原有甲减病史,临床有特征性的黏液性水肿表现。

(2)低体温:80％以上的本症患者都有明显的体温降低,当体温降至34℃以下时必须用实验室温度计测定,以肛温最为准确,以免贻误病情。

(3)神经、精神障碍突出:多数患者昏迷逐渐形成,约1/4病例昏迷前可有癫痫样大发作,开始呈嗜睡状态,异常安静,不说话,严重者呈木僵状态等,数日内即可进入完全昏迷状态。一般昏迷程度深、呼吸微弱、无自主运动、肌张力松弛、腱反射消失,巴宾斯基征阳性。

(4)实验室检查:血清 FT_3、FT_4、TT_3、TT_4 降低,如为甲状腺性甲减,则 TSH 明显增高(为最敏感指标);血电解质测定多数表现血钠、血氯降低,血钾降低、正常或偏高,有些患者血糖过低,血气分析示 PCO_2 增高,PO_2 降低;ECG 典型呈窦性心动过缓,肢体导联低电压,T 波低平或倒置。

四、治疗

(1)给氧,保持呼吸道通畅,必要时用人工呼吸器。

(2)甲状腺激素治疗:首选左甲状腺素钠($L-T_4$),因患者常伴有周围循环衰竭以及 $L-T_4$ 口服胃吸收不全,故静脉注射作用优于肌内注射或口服,首剂 $L-T_4$ $400\sim500\mu g$,静脉注射,以后静脉注射 $50\sim100\mu g/d$。如无 $L-T_4$ 制剂,可用 $L-T_4$ 甲状腺片 $40\sim60mg$,每 $4\sim6h$ 口服 1 次,因其发挥作用所需时间太长,可能会耽误抢救时机。一般选用 $L-T_4$ 制剂经上述剂量和方案治疗,有望使心率、血压、体温及精神状态在 24h 内迅速得到改善和恢复,待患者清醒后可改为口服,最佳维持剂量因人而异,一般 $L-T_4$ $100\sim200\mu g$ 或甲状腺片 $60\sim120mg/d$,分次口服,终身服用。另一种选择是使用碘塞罗宁(T_3)静脉注射或鼻饲,因为黏液水肿性昏迷使 T_4 转化成 T_3 的能力受损,但要注意的是剂量过大可引发心律失常;或者将左甲状腺素钠和碘塞罗宁合用。

(3)糖皮质激素:甲减性昏迷时作为针对应激反应,可用氢化可的松 $100\sim300mg/d$(或相应量的地塞米松)静脉滴注,待病情好转后迅速减量,数天后停用。

(4)其他治疗:积极控制感染;应注意保暖,但不主张做加温处理;患者存在稀释性低钠血症,无须补充过量液体,尤其静脉补液应予限制。若血钠低于 $120mmol/L$,可考虑使用襻利尿剂。

第七节　甲状腺炎

甲状腺组织变性、坏死、增生、渗出等炎症病理改变而引起的一系列临床表现称为甲状腺炎。按病因和病程可分为下列 4 类。

一、急性化脓性甲状腺炎

急性化脓性甲状腺炎少见。病因是由化脓性细菌血行播散或邻近组织感染扩散蔓延到甲状腺所致。临床表现为骤起寒战、高热和甲状腺部位红、肿、热、痛，如脓肿形成有波动感；白细胞总数及中性粒细胞比例增高。治疗用抗菌药物、穿刺或手术切开引流等。

二、亚急性甲状腺炎

亚急性甲状腺炎（以下简称亚甲炎）可能系与病毒感染有关的变态反应性甲状腺暂时性炎症。本病命名甚多，如 De Quervain 甲状腺炎、肉芽肿性甲状腺炎、巨细胞性甲状腺炎，直至 1970 年被命名为亚急性甲状腺炎。

（一）病因

亚甲炎病因尚未完全阐明，多数人认为与病毒感染有关，近年来有人提出自身免疫反应可能亦起一定作用。证据有以下几点。

（1）本病发病前患者常有上呼吸道感染史，尤其是某些病毒的感染。

（2）患者血清中存在某些病毒抗体，其效价滴度与病期相一致。常见的有柯萨奇病毒、腮腺炎病毒，其次为腺病毒、流感病毒等。但在本病患者甲状腺组织切片中迄今未能找到病毒包涵体或重复培养出病毒。

（3）近年来有人发现部分亚甲炎患者有自身免疫抗体存在，如 TGAb、TPOAb 滴定度增加，但为暂时性，一般几个月后自行消失。此种现象是由于亚甲炎时，甲状腺滤泡细胞被破坏，释放出甲状腺抗原所致。近来有人研究发现中国人、日本人的亚甲炎与 HLA-BW35 有关。另有人发现 50 例无痛性甲状腺炎伴甲亢的患者中，有 17 例为典型的亚甲炎，其 71% 的 HLA-BW35（＋），认为无痛性亚甲炎的病因是自身免疫反应。

（二）病理

甲状腺呈双侧弥漫性或局限性或结节性肿大，质较坚硬。显微镜检病变的甲状腺正常结构被破坏，有单核细胞浸润，突出的病理表现为组织细胞围绕胶体形成

"巨细胞",构成巨细胞病毒,以致甲状腺腺泡为肉芽肿组织所替代,经过几周或几个月,出现再生的滤泡细胞。

(三)临床表现

本病多见于青壮年,女多于男。起病形式和病情严重程度不一,不少患者起病时常有上呼吸道感染史。典型病例整个病程大致可经历 3 个阶段。

1.早期 多急骤起病,呈畏寒、高热,疲乏无力,食欲减退。病变的甲状腺可一侧或双侧或先一侧后转移到另一侧。由于局部的炎症,甲状腺肿大、坚实、疼痛和压痛,常向颌下、耳后或颈部等放射。病变广泛的亚甲炎,由于从甲状腺滤泡中排出较多的甲状腺激素,临床可呈甲亢症状,由于甲状腺激素反馈抑制 TSH 的分泌,因而 ^{131}I 摄取率或 ^{99m}Tc 扫描显示甲状腺功能明显低下,与血清甲状腺激素浓度增高呈分离现象。此期的 TRH 兴奋试验类似甲亢改变。

2.中期 当甲状腺滤泡内储存的甲状腺激素逐渐耗竭,血中的甲状腺激素被代谢,而甲状腺实质细胞在尚未修复以前,血清甲状腺激素浓度可降低到甲减的水平,因此临床上也可呈现甲减的表现。此时 TSH 增高,TRH 兴奋试验反应活跃。有统计表明亚甲炎中期甲减的发生率可达 25%。

3.后期 甲状腺炎症逐渐恢复正常,甲状腺肿或结节逐渐消失,症状逐渐好转。此时甲状腺激素恢复到正常。本病最后导致永久性甲减者罕见。

在轻度或不典型病例中,全身症状轻微,不发热,甲状腺仅轻度肿大、疼痛和触痛,可无甲亢或甲减症状。病程长短不一,可数周至半年,一般 2~3 个月,有复发倾向。反复发作后可遗留炎性甲状腺结节或永久性甲减。

(四)诊断与鉴别诊断

患者有畏寒、发热,短期内甲状腺肿大伴结节,质坚硬,疼痛和压痛,病程中,早、中期分别出现甲亢和甲减的临床表现,甲状腺激素增高,^{131}I 摄取率或 ^{99m}Tc 扫描显示功能降低,红细胞沉降率(血沉)明显增快,诊断可确立。当甲状腺局部症状不明显(无痛性亚甲炎)者应与上呼吸道感染鉴别;仅有甲状腺局部表现时,应与结节性甲状腺肿出血、甲状腺腺瘤或腺癌鉴别。血清甲状腺激素与 ^{131}I 摄取率或 ^{99m}Tc 扫描呈分离现象,甲状腺细针穿刺组织学检查、泼尼松治疗试验对本病有明显疗效,均有诊断和鉴别诊断意义。甲状腺球蛋白含量测定对本病的诊断和了解病情演变有意义。

(五)治疗

(1)早期以减轻炎症反应及缓解疼痛为主。轻症可选用非甾体类消炎药如阿司匹林(1~3g/d,分次口服)、吲哚美辛(75~150mg/d,分次口服)或环氧化酶-2 抑制剂。

（2）对疼痛剧烈，体温升高、用上述药物无效者，可选用糖皮质激素。如泼尼松10mg/次，3～4 次/天，用药 2～3d 内发热和甲状腺疼痛常迅速缓解，1 周后甲状腺常显著缩小。取得明显疗效后每周递减 5mg/d，整个疗程常需 1～2 个月，停药后如复发，可重复治疗。

（3）亚甲炎有甲亢症状时可用普萘洛尔（心得安）治疗，10～20mg/次，3 次/天，甲状腺功能一旦恢复正常即可停用。

（4）对有甲状腺功能减退者可加用甲状腺激素，甲状腺片 40～120mg 或/L-T$_4$ 100～200μg/d，注意避免抑制 TSH 过低。几个月后逐渐减量，最后停用。

（5）上呼吸道感染的治疗。

三、慢性淋巴细胞性甲状腺炎

慢性淋巴细胞性甲状腺炎，又称桥本甲状腺炎或自身免疫性甲状腺炎。病理上以甲状腺实质淋巴细胞浸润及纤维化为特征，伴有血清中存在抗甲状腺抗体及甲状腺功能异常。

（一）病因

本病病因和发病机制虽尚未完全清楚，但公认是一种自身免疫性疾病，有以下依据。

由遗传因子传递的体质性和免疫监护功能缺陷，体液免疫和细胞免疫所产生的抗体或抗原，抗体复合物作用于甲状腺细胞后，激活抗体介导和补体介导的细胞毒作用，使甲状腺破坏而致病。自身免疫错综复杂，病程中体液免疫和细胞免疫的不均衡性，如兴奋性抗体占优势，则出现甲亢表现；若抑制性抗体占优势，则表现为甲减。

（二）病理

甲状腺肿大，表面苍白而硬，有细结节；切片见腺体有弥漫性淋巴细胞浸润、淋巴滤泡和生发中心形成，甲状腺滤泡有破坏，可见 Askanazy 细胞。本病的甲状腺炎组织学改变从轻度淋巴细胞性甲状腺炎，经过典型的"嗜酸"型中间型，最后可导致严重的"纤维化"型。

（三）临床表现

（1）本病可发生于任何年龄，但以中年妇女最为多见，起病隐匿，发展缓慢。

（2）甲状腺肿大可达正常的 2～4 倍，表面光滑，明显肿大者可呈分叶状，质坚韧如象皮，无压痛，有些病例中因肿大的甲状腺压迫气管、食管、喉返神经而出现相应症状。

（3）甲状腺功能在发病之初多正常，少数呈桥本甲状腺炎性甲亢；后期因腺体有较多的破坏，而出现甲减表现。

（4）本病可伴有其他的自身免疫性疾病。

（5）患者血清 TGAb、TPOAb 阳性及效价明显增高，甲状腺细针穿刺活检对本病有很高的诊断价值。

（6）血沉增速、γ 球蛋白比例增高等亦可作为本病的佐证。

（7）对于甲状腺迅速增大的患者，应注意排除肿瘤如甲状腺淋巴瘤等。

（四）诊断

凡甲状腺弥漫性肿大，特别是峡部锥体叶肿大者，不论甲状腺功能如何，均应怀疑此病。如血清 TGAb、TPOAb 阳性，即可诊断。甲状腺细针穿刺检查有确诊价值。

（五）治疗

（1）对轻度甲状腺肿大而无症状者可不予治疗，应进行随访观察。

（2）对甲状腺迅速肿大并伴有局部疼痛或压迫症状的患者，可用中、短程糖皮质激素做抑制性治疗。

（3）为减少甲状腺肿大或纠正甲减可用甲状腺制剂做永久性治疗。年轻患者服用甲状腺片，每天 80～120mg，年迈者应强调从小剂量开始，用左甲状腺素钠（L-T_4）更好。

（4）对伴有桥本甲亢者可用中、小剂量的抗甲状腺药物及普萘洛尔制剂。

（5）肿大的甲状腺有邻近器官的压迫症状或疑为癌肿时应做手术治疗。

四、硬化性甲状腺炎

硬化性甲状腺炎又称里德尔甲状腺炎，罕见。甲状腺质坚如木，故又称木样甲状腺炎。受累部位的甲状腺组织遭破坏由纤维组织所代替，病变常超出甲状腺包膜，侵袭周围组织，故也称为侵袭性纤维性甲状腺炎。

（一）病因

病因至今仍不明，可能是一种自身免疫性疾病，但还缺乏相关证据。

（二）病理

甲状腺一叶或其一部分受累，也有累及两叶者。病变甲状腺质硬如木，腺体结构被破坏，由纤维组织所代替。病变常超出甲状腺包膜，向周围组织侵袭。光镜下见甲状腺滤泡破坏、萎缩，被致密的炎性纤维所代替。

（三）诊断

（1）甲状腺正常至中度肿大，质坚如石，无压痛。

（2）起病隐袭，一般无明显的甲状腺功能异常表现。

（3）可有不同程度的气管压迫症状。

（4）颈部淋巴结不肿大。

（5）甲状腺功能大多正常，当两叶甲状腺广泛受累时，可能会出现甲减症状。

（6）手术切取活组织检查可最后确诊。

（四）鉴别诊断

（1）应与慢性淋巴细胞甲状腺炎相鉴别。本病腺体小叶结构完全破坏，病变超过腺体包膜向周围侵袭，无嗜酸性颗粒状的胡尔特尔细胞，无淋巴滤泡细胞。

（2）应与亚急性甲状腺炎鉴别。本病病理上无巨细胞反应，无假结核性肉芽肿形成。

（五）治疗

（1）可试用大剂量糖皮质激素，但疗效不肯定。

（2）可试用甲状腺激素：甲状腺片，每天 $80\sim120\mathrm{mg}$，或 L-T_4 $100\sim200\mu\mathrm{g}$，分次口服，如无效，甲状腺有增大的可考虑手术治疗。

（3）有压迫症状时手术治疗，术后应补充甲状腺激素。

第八节　甲状腺肿瘤

甲状腺肿瘤依其分化程度和生物学特性可分为良性和恶性两大类。病因不明，二者可能相同，其发生的因素可能与慢性 TSH 刺激、缺碘、放射损伤等导致细胞不可逆突变、甲状腺细胞增生癌变有关，部分可发展成癌变。文献报道甲状腺肿瘤约有 20％的癌变率。

一、诊断

（一）甲状腺良性肿瘤

（1）甲状腺肿瘤是甲状腺良性肿瘤中常见的一种。可发生于任何年龄，女性多见。多数为单结节性，少数呈多结节状。

（2）临床上可多年无症状，当肿瘤直径＞1cm 时才能触及，随甲状软骨的吞咽活动，上、下移动，大小不等。圆形或椭圆形，触之有弹性感，不与气管粘连，无邻近淋巴结转移肿大。如继续增大到 3cm 以上时，可发生气管或食管或上腔静脉压迫症状。少数腺瘤因甲状腺激素分泌增高,出现甲亢表现,称高功能或毒性腺瘤。

（3）腺瘤一般有完整包膜。根据其组织学特征可分为 3 种主要类型:①滤泡性腺瘤,最常见。②乳头状瘤,较少见。③Hurthle 细胞性,更少见。肿瘤发展缓慢,可发生退行性变,少数可发生恶变。

（二）甲状腺恶性肿瘤

可发生于任何年龄,女性多见,在单结节甲状腺肿中远比多结节甲状腺肿多见。据形态可分以下几种。

1.乳头状癌

（1）此类癌包括单纯性乳头状癌和混合性甲状腺癌,临床最常见,恶性度最轻,占甲状腺癌的50%～70%。

（2）任何年龄均可发病,但多见于儿童和年轻女性,男女之比为 1∶（2～3）,有些患者儿童时期可有颈部放射治疗史。

（3）为甲状腺中生长最慢者,多年可局限在甲状腺内,但可经腺内淋巴管扩散至腺体的其他部位或局部淋巴结。随年龄的增大,肿瘤可变成恶性,偶可转化为未分化癌,预后极差。

（4）临床上除触及甲状腺结节及局部淋巴结肿大外,其他表现极少,有时癌瘤小,位于甲状腺深部而不能触及。

（5）病理上可见分化良好的柱状上皮呈乳头状突起。核清晰伴嗜酸性细胞质,常见同心圆的钙盐沉积。癌瘤浸润周围组织较常见,如广泛地向甲状腺前肌、气管、食管、喉返神经等浸润,但远外转移少见。

2.滤泡细胞癌

（1）此类癌可单纯或多数与乳头状癌混杂,以混合型存在,恶性程度不一,但大于乳头状癌,占甲状腺癌的 15%～20%。

（2）多见于中年以上女性,男女之比亦为 1∶（2～3）,儿童时期常有颈部放疗史。

（3）很少有淋巴转移,但可有血行远处扩散,特别扩散至骨骼、肺、肝等脏器。有时治疗剂量的甲状腺激素抑制其扩散有较好的效果。

（4）临床上主要表现为结节性甲肿,单结节多见,质硬如石,可累及整叶甲状腺,后期可出现邻近组织的侵蚀、疼痛,以及远处转移。滤泡细胞癌及其转移灶有摄碘功能,偶可引起甲亢。

（5）病例所见各部位不一,有的组织几乎正常,有的仅见有核分裂象,可见到Hurthle 细胞,常见到血管和血管附近组织的侵蚀,老年患者更为显著。多数与乳头状癌混杂形成混合类型。

3.未分化癌

(1)约占甲状腺癌的10％,多为50岁以后发病,女性略多于男性。恶性程度高,多数患者于确诊6个月内死亡。可分若干亚型,但以小细胞癌和巨细胞癌最为重要。

(2)临床上主要表现为甲状腺肿块迅速增大、疼痛。侵蚀邻近组织,引起声音嘶哑、呼吸窘迫和吞咽困难。肿块大有压痛,质硬如石,与周围组织粘连固定,局部淋巴结肿大,也可远处转移。

(3)病理上所见主要为含有许多核分裂象的不典型细胞和多核巨细胞,恶性程度大。以小细胞为主时不易与淋巴瘤区别,有时可见有乳头状癌和滤泡细胞癌的成分,提示部分未分化癌是其二者的退行性变(间变)。

4.甲状腺滤泡旁细胞癌

(1)又称甲状腺髓样癌,占甲状腺癌的1％～2％,多在50岁以上发病,女略多于男。恶性程度高于滤泡腺癌。

(2)临床上一般先有甲状腺坚硬结节或局部淋巴结肿大,也可经血行向远处扩散。其可分泌降钙素,但一般血钙正常,不出现低血钙症状;亦可分泌前列腺素、肾素和血管活性肠肽引起相应症状;也可分泌血清素和ACTH,表现有类癌细胞症状和库欣综合征;可100％存在于多发性内分泌肿瘤形成(MEN)的2型和3型中,20％～30％有腹泻,原因不明,可能与血清素、前列腺素E_2和F_{2a}有关。

(3)病理可见细胞形态、排列、分化不一,但无坏死或多核细胞浸润,腺体的其他部位也可见癌性病灶,有血管侵蚀。

5.甲状腺淋巴癌

(1)甲状腺淋巴癌临床上罕见,多在桥本甲状腺炎的基础上发病,是淋巴癌中唯一以女性发病为主的肿瘤,故女性多见。

(2)临床上有桥本甲状腺炎或甲亢患者,如有迅速增大的甲状腺肿块则应考虑本病。

(3)病理上呈间质内异型淋巴细胞弥漫性浸润,淋巴滤泡生发中心萎缩消失,淋巴细胞成堆或环状浸润;甲状腺滤泡上皮在滤泡腔内呈瘤样损害;血管壁浸润,尤其在含肌层的小血管壁有淋巴细胞浸润。

(三)实验室及特殊检查

1.甲状腺功能检查　血清甲状腺激素、TSH一般正常,但甲状腺腺瘤增大、释放甲状腺激素过多或少数滤泡细胞癌有过多甲状腺激素形成时,则甲状腺激素增高,TSH 降低,TSH 对 TRH 兴奋试验无反应。

2.甲状腺髓样癌时血清降钙素水平增高　甲状腺淋巴瘤时免疫球蛋白标记为轻链单克隆性。

3.甲状腺球蛋白测定　在分化良好的甲状腺癌,可作为一个手术后肿瘤复发的标志。

4.超声检查　低回声、结节内血供丰富、不规则边缘、结节内微小钙化、晕圈缺如或结节高度超过宽度等,以及颈部淋巴结浸润病变等提示恶性病变。超声引导下细针穿刺活检是性价比最高和最准确的术前评估方法,一般用于>1cm 的结节,可疑的>5mm 的结节也可使用。

5.甲状腺扫描

(1)大约 90% 的良性甲状腺瘤不能浓聚^{99m}Tc 或^{131}I,扫描结果为功能丧失或"冷结节",易误诊为癌,但术后和病理证实为低功能腺瘤、腺瘤出血和甲状腺囊肿。少数腺瘤扫描呈"温结节",TSH 中有些腺瘤进一步增大具有自主性,甲状腺激素释放增加,TSH 下降,扫描呈"热结节",临床上可有甲亢表现,称为高功能自主性腺瘤或毒性腺瘤。

(2)甲状腺癌中除滤泡细胞癌及其转移病灶有摄碘功能,扫描呈"温结节"或"热结节"外,上述其他型癌均呈"冷结节"。

二、鉴别诊断

(1)甲状腺结节中,病因包括:①单纯性甲状腺肿。②甲状腺炎。③甲状腺囊肿。④甲状腺腺瘤。⑤甲状腺癌。因此诊断甲状腺肿瘤时,应排除其他原因引起的甲状腺结节。

(2)甲状腺肿瘤应进行良、恶性的鉴别,以下几点可供参考:

①甲状腺癌可发生于任何年龄,但多见于年龄大的人,女性多于男性。

②甲状腺癌在单个结节性甲状腺肿中远比多个结节性甲状腺肿多见。

③一个质地较软、光滑、可活动、邻近无颈淋巴结肿大的结节,一般为良性。一个坚硬、不痛、固定、邻近有颈淋巴结肿大的结节,恶性的可能性大。

④钙化的结节,如能排除髓样癌,则癌的可能性小。

⑤结节生长快的提示癌肿,但急骤长大伴疼痛的结节性甲状腺肿多系腺瘤内出血或急性甲状腺炎,而非癌肿。

⑥足量甲状腺激素抑制治疗 2～4 个月,结节无明显缩小或反而增大者,应考

虑为癌。

　　⑦甲状腺扫描。

　　⑧实验室检查。

　　⑨甲状腺细针活检和手术切除病理检查。

三、治疗

　　(1)甲状腺肿瘤确诊后,一般均手术切除,术前用甲状腺激素进行抑制性治疗,既可使手术容易进行,又可减少肿瘤扩散。手术时应做快速冷冻切片,以决定手术范围。

　　(2)如为甲状腺癌,根据肿瘤大小、周围浸润、淋巴结转移和远处转移判断复发风险,决定术后随访和治疗方案。

　　①根治术后^{131}I治疗,分为^{131}I清除甲状腺癌术后残留甲状腺组织阶段(简称为清甲)和^{131}I治疗甲状腺癌转移病灶阶段(简称为清灶),无论是清甲还是清灶,^{131}I治疗的整个操作过程都包括准备、给药、给药后扫描以及^{131}I治疗后的甲状腺激素抑制治疗等具体步骤。每次^{131}I治疗前的准备工作非常重要:a.停服 L-T_4 2～3周,或改服三碘甲状腺原氨酸(L-T_3)2～4周后再停服 L-T_3 约2周,测定 TSH>30mU/L 时满足要求(B级);b.^{131}I治疗前1～2周免碘饮食(B级)。清甲治疗在 L～T_4 撤药或 rTSH 刺激后进行。

　　^{131}I剂量的选择:a.低危的患者可以选择 30～100mCi(B级);b.高危的患者可以选择 100～200mCi(C级)。RAI 治疗后第2或第3天恢复优甲乐(左甲状腺素)治疗。建议清理2～10天后行扫描复查。

　　②患者每2～3个月(包括血清甲状腺球蛋白测定)详细检查一次。甲状腺全切后,或者近全切＋RAI 治疗后,检测 Tg 对于判断分化型甲状腺癌复发或残留敏感性和特异性最高。如无复发,继续使用甲状腺激素抑制治疗,直至下一次扫描检查前4周,改用 L-T_4,后者在扫描前 10d 停用。如有复发,则需用较前更大剂量的^{131}I放疗,总剂量宜在 500Ci 以下。

　　③有些患者扫描无功能性转移灶,但血清甲状腺球蛋白升高,应用 X 线和骨扫描查明分泌甲状腺球蛋白的转移癌部位。

　　④甲状腺激素抑制治疗:a.有残留病灶,无特殊禁忌,TSH<0.1mU/L;b.临床和生化无瘤的高危患者,维持 TSH 0.1～0.5mU/L 5～10 年;c.临床和生化无瘤的低危患者,维持 TSH 0.3～2mU/L;d.未行 RIA,临床无瘤,TG 正常,超声正常,

TSH 0.3～2mU/L。

（3）对于疑似肿瘤患者而不能或不愿做活检者，可用甲状腺激素抑制治疗3个月。如结节缩小，则应长期继续使用；如未缩小或更增大，应即考虑手术治疗。有功能结节，虽无恶性证据但有甲亢时，也应手术治疗，高功能腺癌也可用[131]I放疗。

（4）其他治疗：①化疗；②外放疗；③经皮乙醇注射治疗；④对症治疗；⑤分子靶向治疗。

第三章　肾上腺疾病

第一节　库欣综合征

库欣综合征又称皮质醇增多症。本病是由多种病因引起的以高皮质醇血症为特征的临床综合征,主要表现为满月脸、多血质外貌、向心性肥胖、痤疮、紫纹、高血压、继发性糖尿病和骨质疏松等。

一、病因与分类

库欣综合征的病因可分为 ACTH 依赖性和 ACTH 非依赖性两类。ACTH 依赖性库欣综合征是指下丘脑-垂体病变(包括肿瘤)或垂体以外的某些肿瘤组织分泌过量 ACTH 和(或)CRH,导致双侧肾上腺皮质增生并分泌过量的皮质醇;ACTH 非依赖性库欣综合征是指肾上腺皮质肿瘤(或增生)自主分泌过量皮质醇,血中 ACTH 水平降低或检测不出。

二、发病机制

1.ACTH 依赖性库欣综合征

(1)垂体性库欣综合征:又名库欣病,因垂体分泌过量 ACTH 引起。现亦将下丘脑-垂体病变所致(ACTH 依赖性)库欣综合征笼统地称为库欣病。库欣病约占库欣综合征患者总数的 $65\%\sim75\%$,男、女之比为 1∶(3~8),男女差别显著,原因未明。①垂体 ACTH 腺瘤。具有自主分泌 ACTH 的能力,导致肾上腺合成和分泌皮质醇增加并引起临床症状。垂体 ACTH 瘤和其他细胞类型的垂体瘤不同,微腺瘤的比例高达 80% 以上,大腺瘤仅占 $10\%\sim20\%$,垂体大腺瘤罕见;垂体 ACTH 瘤的局部浸润倾向明显,可向邻近的海绵窦、蝶窦及鞍上池浸润。②垂体 ACTH 细胞癌。个别的垂体 ACTH 瘤为恶性腺癌,可向颅内其他部位及远处(如肝、肺等处)转移,恶性程度高,易侵犯周围组织,预后差。③垂体 ACTH 细胞增生。可能由于下丘脑本身或更高级神经中枢的病变或功能障碍致下丘脑 CRH 分泌过多,刺激垂体 ACTH 细胞增生,ACTH 分泌增多。另外,有些垂体 ACTH 细胞增生是因为下丘脑以外的肿瘤异源分泌过量的 CRH 或 CRH 类似物所致。在库欣病中的比例报道不一(0～14%)。增生可为弥散性、局灶性或形成多个结节,有时可在增生的基础上形成腺瘤。

(2)异源性 ACTH 综合征:该综合征是指垂体以外的肿瘤分泌大量 ACTH 或 ACTH 类似物,刺激肾上腺皮质增生,使之分泌过量皮质醇、盐皮质激素及性激素所引起的一系列症状,约占全部库欣综合征的 15%。引起异源性 ACTH 综合征的最常见原因为肺癌(尤其是小细胞型肺癌),其次为胸腺瘤或胸腺类癌、胰岛肿瘤、支气管类癌、甲状腺髓样癌、嗜铬细胞瘤、神经节瘤、神经母细胞瘤、胃肠道肿瘤、性腺肿瘤、前列腺癌等。异源分泌 ACTH 的肿瘤一般都具有自主性,不受 CRH 兴奋,也不被糖皮质激素抑制,故可用大剂量地塞米松抑制试验联合尿游离皮质醇测定来鉴别垂体抑或异源性 ACTH 增加,但支气管类癌所致异源性 ACTH 综合征,可被大剂量地塞米松抑制。

(3)异源性 CRH 综合征:肿瘤异源分泌 CRH 刺激垂体 ACTH 细胞增生,ACTH 分泌增加,患者肾上腺皮质长期受 ACTH 刺激,呈弥漫性增生。

2.ACTH 非依赖性库欣综合征　　ACTH 非依赖性库欣综合征是指肾上腺皮质肿瘤(腺瘤或腺癌)自主分泌过量的皮质醇,通常下丘脑的细胞 CRH 和垂体的 ACTH 细胞处于抑制状态,血 ACTH 水平降低或检测不到。

(1)肾上腺皮质腺瘤:由于腺瘤自主分泌皮质醇引起血皮质醇升高,反馈抑制下丘脑-垂体,故腺瘤以外同侧的肾上腺及对侧肾上腺皮质萎缩。腺瘤分泌皮质醇不受外源性糖皮质激素(GC)抑制,对外源性 CRH、ACTH 一般无反应。

(2)肾上腺皮质癌:库欣综合征的表现可不典型,但女性病人男性化明显,因癌分泌大量的(弱)雄激素如去氢异雄酮及雄烯二酮所致,低血钾性碱中毒常见。

(3)肾上腺皮质结节样增生:根据发病机制及病理变化特点可分为原发性色素性结节性肾上腺皮质病或增生不良症、肾上腺大结节性增生症中的 ACTH 非依赖性双侧性肾上腺大结节性增生、胃抑肽(GIP)依赖性库欣综合征。

①原发性色素性结节性肾上腺病或皮质增生不良症是皮质醇增多症的罕见类型之一,本征有如下特点:a.常发于青少年(10～20 岁);b.通常为大结节性增生;c.血ACTH 低或检测不到;d.大剂量地塞米松抑制试验不能抑制皮质醇的分泌;e.肾上腺兴奋性免疫球蛋白阳性;f.发病与 Carney 复合征的基因突变有关,可伴有间叶细胞瘤(尤其是心房黏液瘤)、皮肤色素沉着和外周神经损害等。

②大结节性肾上腺皮质增生程度介于 ACTH 依赖与非依赖性库欣综合征之

间。20％～40％的垂体性库欣综合征患者双侧肾上腺小结节样或大结节样增生。本征具有以下特点：a.肾上腺组织增生明显；b.可能代表了 ACTH 依赖和 ACTH 非依赖间的过渡；c.有些病人血 ACTH 低甚至测不到；d.CRH 兴奋试验呈过渡型的皮质醇反应；e.一般大剂量地塞米松抑制试验抑制少于50％，血和24h尿皮质醇水平增高，ACTH 降低甚至测不到。

③抑胃肽依赖性库欣综合征：可能是肾上腺皮质细胞异源表达抑胃肽受体所致，一般特点是 a.肾上腺呈结节性增生。b.临床上有皮质醇增多症表现；c.基础皮质醇水平低或正常，傍晚升高，不能被地塞米松抑制；d.基础 ACTH 水平低，对 CRH 刺激无反应，ACTH 无法测出；e.进食引起皮质醇水平升高，静脉滴注葡萄糖等供能物质不引起此种变化；f.静脉滴注抑胃肽，血皮质醇水平升高的程度较静脉滴注 ACTH 时升高程度明显。

3.其他特殊类型的库欣综合征

(1)医源性库欣综合征(类库欣综合征)：库欣综合征的产生与外源性糖皮质激素使用时间和剂量有关，糖皮质激素治疗达到足以抑制炎症反应的剂量即可引起库欣综合征的症状。

(2)周期性皮质醇增多症：周期性库欣综合征的发病机制尚不清楚，皮质醇呈周期性分泌，每一病例大致有各自的固定分泌周期。另一种类型为间歇性皮质醇增多症，无固定周期，缓解期临床症状消退，激素水平恢复正常，此时对小剂量地塞米松有正常抑制反应，但发作期不受地塞米松、美替拉酮、左旋多巴(L-多巴)等的影响，大剂量地塞米松抑制试验呈反常升高。发作期血、尿皮质醇较一般库欣综合征高，往往同时伴有醛固酮增高。临床上一般要出现两个以上发作周期才可诊断，周期性变化是原发灶周期性分泌 ACTH 所致，病因可以是下丘脑病变、垂体微腺瘤、空蝶鞍、支气管小细胞型未分化癌或肾上腺癌、原发性色素性结节性肾上腺病等。

(3)异位肾上腺组织来源的肿瘤所致库欣综合征：肾上腺皮质在胚胎发育时有少数肾上腺皮质细胞会散落在各组织中，这些散落的肾上腺皮质细胞有可能发展为肿瘤。

(4)儿童库欣综合征：较为少见，男、女发病率相当，7岁以上发病者多为双侧肾上腺增生，7岁以内发病者以肿瘤多见。儿童垂体腺瘤常较大，除库欣综合征临床表现外，常伴身材矮小。

(5)糖皮质激素受体增多性库欣综合征：患者于青春期出现库欣综合征样表现，但血皮质醇水平正常，淋巴细胞的糖皮质激素受体亲和力正常而数目增加。

（6）糖皮质激素过敏感综合征：病因是由于糖皮质激素敏感性升高所致，但具体发病机制尚不清楚。

三、病理生理与临床表现

库欣综合征的临床表现主要是由于长期血皮质醇浓度升高所引起的蛋白质、脂肪、糖、电解质代谢严重紊乱，同时干扰了多种其他内分泌激素分泌，而且机体对感染抵抗力降低所引起。此外，ACTH 分泌过多及其他肾上腺皮质激素的过量分泌也会引起相应的临床表现。

1.脂代谢紊乱与向心性肥胖　库欣综合征患者多数为轻到中度肥胖，极少有重度肥胖。典型的向心性肥胖是指面部和躯干部脂肪沉积增多，由于面部和颈部脂肪堆积显得颈部变粗缩短，但四肢（包括臀部）正常或消瘦。满月脸、水牛背、悬垂腹和锁骨上窝脂肪垫是库欣综合征的较特征性临床表现。另有少数患者呈均匀性肥胖，需与单纯性肥胖鉴别。

2.蛋白质代谢障碍　库欣综合征患者蛋白质分解加速，合成减少，导致肌肉萎缩无力，以近端肌受累更为明显。皮肤变薄，皮下毛细血管清晰可见，皮肤弹性纤维断裂，形成宽大紫纹，加之皮肤毛细血管脆性增加，容易出现皮下青紫瘀斑，伤口不易愈合。患者多合并有骨质疏松，可致腰背疼痛，脊椎畸形，身材变矮。

3.糖代谢异常　约 50% 的库欣综合征患者有糖耐量降低，约 20% 的患者伴有糖尿病。

4.高血压、低血钾与碱中毒　库欣综合征时高水平的血皮质醇是高血压、低血钾的主要原因，加上去氧皮质酮及皮质酮等弱盐皮质激素的分泌增多，使机体总钠量明显增加，血容量扩张，血压上升并有轻度水肿。对缩血管物质（如去甲肾上腺素等）的反应过强也可能是库欣综合征患者发生高血压的原因之一；尿钾排泄量增加，导致低血钾和高尿钾，同时伴有氢离子的排泄增多而致代谢性碱中毒。库欣综合征的高血压一般为轻到中度，低血钾性碱中毒程度也较轻，但异源性 ACTH 综合征及肾上腺皮质癌患者由于皮质醇分泌显著增多，同时弱盐皮质激素分泌也增加，因而低血钾性碱中毒的程度常较严重。

5.生长发育障碍　少儿时期发病的库欣综合征患者，生长停滞，青春期延迟，与同龄儿童比身材肥胖矮小；如伴有脊椎压缩性骨折，身材更矮。库欣综合征生长发育障碍的原因可能与下列因素有关：①过量皮质醇抑制腺垂体分泌 GH；②直接影响性腺以及抑制促性腺激素分泌而抑制性腺发育。

6.骨质疏松　继发性骨质疏松是库欣综合征常见的并发症，主要表现为腰背痛,易发生病理性骨折,骨折的好发部位是肋骨和胸、腰椎,可以引起脊柱后凸畸形和身材变矮。

7.性腺功能紊乱 库欣综合征患者性腺功能均明显减退,女性表现为月经紊乱,继发闭经,极少有正常排卵,男性患者睾酮生成减少,故主要表现为性功能减退、阳痿、阴茎萎缩、睾丸变软缩小。由肾上腺增生所引起的库欣综合征均有不同程度的肾上腺去氢异雄酮及雄烯二酮分泌增加,这些激素本身雄性激素作用不强,但可在外周组织转化为睾酮,导致痤疮、多毛,甚至女性男性化表现,而这些弱雄激素可抑制下丘脑-垂体-性腺轴,也是引起性功能减退的另一原因。

8.造血与血液系统改变 皮质醇刺激骨髓造血,红细胞计数和血红蛋白含量升高,加之病人皮肤变薄,故呈多血质外貌。大量皮质醇可使白细胞总数及中性粒细胞增多,也可促进淋巴细胞凋亡、淋巴细胞和嗜酸性粒细胞的再分布,这两种细胞在外周血中绝对值和白细胞分类中的百分率均减少。

9.感染 大量的皮质醇抑制机体的免疫功能,使机体的中性粒细胞向血管外炎症区域的移行能力减弱,自然杀伤细胞数目减少,功能受抑制,患者容易合并各种感染如皮肤毛囊炎、牙周炎、结核活动播散、泌尿系感染、甲癣、体癣等;感染不易局限,可发展为丹毒、丘疹样皮肤改变和败血症等。免疫功能受抑制,一旦合并感染,机体对感染难以产生相应反应,如严重感染时体温不一定升高,白细胞计数可正常,故不能用体温和白细胞计数等作为衡量感染严重程度的指标.

10.精神障碍 约有50%的库欣综合征患者伴有精神状态改变。轻者可表现为欣快感,失眠,注意力不集中,情绪不稳定,少数患者可以表现为抑郁与躁狂交替发生;另还有少数患者出现类似躁狂抑郁或精神分裂症样表现或认知障碍。

11.高尿钙与肾石病 高皮质醇血症影响小肠对钙的吸收,且骨钙动员,大量钙离子进入血液后从尿中排出。血钙虽在正常低限或低于正常,但尿钙排泄量增加,易并发肾石病。

12.眼部病变 患者常有结合膜水肿,约6%的库欣综合征患者有轻度突眼,可能由眶后脂肪沉积引起。高皮质醇血症还可加速青光眼和白内障的发展。

13.皮肤色素沉着 异源性ACTH综合征,因肿瘤产生大量ACTH、β-促脂素(β-LPH)和阿黑皮质原(N-POMC)等,故皮肤色素明显加深,具有鉴别意义。

四、诊断

库欣综合征的诊断包括:①功能诊断,即确定是否为皮质醇增多症;②病因诊断,即明确属于ACTH依赖性还是ACTH非依赖性库欣综合征;③定位诊断,即明确病变部位是在垂体、垂体以外其他组织起源肿瘤还是肾上腺本身。遇有下述表现者,应想到库欣综合征的可能:①外貌及体型的改变,如肥胖尤其是向心性肥胖;②高血压,尤其是伴有低血钾者;③IGT 或糖尿病;④不明原因的精神失常等表现;⑤多尿,尤其是伴尿钾排泄增多者;⑥血红蛋白升高,血细胞比容增加者;⑦高皮质醇血症者。

  1.高皮质醇血症的确定

  (1)尿 17-羟类固醇测定:测定尿中 17-羟类固醇排泄量,可以估计肾上腺皮质功能状态。当排泄量＞$55.2\mu mol/24h(20mg/24h)$提示肾上腺皮质分泌功能升高,尤其是超过 $69pmol/24h(25mg/24h)$更具有诊断意义。由于影响其测定结果因素很多,现一般用敏感性和特异性均较高的 24h 尿游离皮质醇(UFC)替代。

  (2)尿 17-成酮类固醇测定:尿 17-成酮类固醇的主要成分包括 17-羟类固醇、可妥尔(皮五醇)和可妥龙(皮酮四醇)。测定尿中 17-成酮类固醇排泄量,可以估计肾上腺皮质功能状态。正常人尿 17-成酮类固醇排泄量波动于 $21\sim69\mu mol/24h$,男、女相同。过度肥胖者排泄量增多。

  (3)尿游离皮质醇测定:24h 尿游离皮质醇测定被广泛用于库欣综合征的筛查,可反映机体的皮质醇分泌状态,其升高程度与库欣综合征病情平行。正常上限波动范围为 $220\sim330nmol/24h(80\sim120\mu g/24h)$。当排泄量＞$304nmol/24h$($110\mu g/24h$)即可判断为升高。一般留 $2\sim3$ 次 24h 尿测尿游离皮质醇以增加诊断敏感性。

  (4)血、唾液皮质醇的测定及其昼夜节律变化:采血测定皮质醇浓度是确诊库欣综合征的较简便方法。由于皮质醇呈脉冲式分泌,而且皮质醇水平极易受情绪、静脉穿刺是否顺利等因素影响,所以单次血皮质醇的测定对库欣综合征诊断价值有限,血皮质醇昼夜节律消失的诊断价值较单次皮质醇测定价值大。皮质醇节律紊乱还可见于抑郁症,危重病人的皮质醇节律可能完全消失,要注意鉴别。临床上要注意避免下述容易引起假阳性结果的几种情况:①住院患者应在入院后 48h 或以后再采血;②采血前不要通知患者,以防患者等待采血而未入睡;如午夜采血时患者未入睡,则此结果不具说服力;③必须在患者醒后 $5\sim10min$ 完成采血;④心力衰竭、感染等应激状态也会引起皮质醇浓度升高。

  唾液中皮质醇的浓度与血游离皮质醇平行,且不受唾液分泌量的影响,而收集唾液为无创性方法,故测定午夜 0:00(谷)和早上 8:00(峰)唾液中皮质醇浓度也可以用于库欣综合征的诊断。由于其诊断敏感性高及收集标本的无创性,在儿童和青少年库欣综合征的诊断中应用较广。唾液皮质醇浓度诊断儿童库欣综合征的标准为：午夜时，唾液皮质醇浓度＞7.5nmol/L(0.27μg/dl)；清晨睡醒时，唾液皮质醇浓度＞27.6nmol/L(1.0μg/dl)。

2.确定高血皮质醇血症对 ACTH 的依赖性

(1)小剂量地塞米松抑制试验(LDDST)：包括标准小剂量地塞米松抑制试验和午夜小剂量地塞米松抑制试验。正常人在行标准小剂量地塞米松抑制试验后，尿 17-羟皮质类固醇明显降低，一般低于对照值的 50%。单纯性肥胖者尿 17-羟皮质类固醇可偏高，小剂量地塞米松抑制后可同于正常人。库欣综合征病人(无论增生或腺瘤)的尿 17-羟皮质类固醇不被抑制，仍高于对照值 50% 以上(4mg/24h尿)。午夜小剂量地塞米松抑制试验：可于第 1 日早上 8 时测血浆皮质醇，第 1 晚0:00 服地塞米松 0.75mg，第 2 天早 8 时再测血浆皮质醇，如抑制后血皮质醇下降到对照值的 50% 以下表示正常，如下降值不足 50%，则提示为皮质醇增多症。

(2)米非司酮(RU486)试验：米非司酮是糖皮质激素拮抗药，在受体水平通过抑制靶细胞胞质内糖皮质激素受体的变构活化而阻断糖皮质激素作用。在正常人可降低皮质醇对下丘脑-垂体-肾上腺皮质轴的负反馈抑制作用，引起血 ACTH 和皮质醇分泌增加，尿游离皮质醇排泄增多(皮质醇升高达到或超过 30%，24h 尿游离皮质醇升高 18% 以上，可认为呈阳性反应)，而库欣综合征患者没有改变，本试验可以用于皮质醇增多症的确诊。

3.库欣综合征的病因诊断 一旦高皮质醇血症诊断成立，必须进一步检查以明确库欣综合征的病因。

(1)ACTH 依赖性与非依赖性库欣综合征的鉴别：一般库欣综合征患者ACTH 正常或轻度升高，异源性 ACTH 综合征患者的 ACTH 水平明显升高，异源性 CRH 患者血 ACTH 水平亦可升高。用放射免疫法测定 ACTH 时，ACTH 水平持续性低于 1.1pmol/L(5pg/mL)，可确诊为 ACTH 非依赖性库欣综合征；超过此值则判定为 ACTH 依赖性库欣综合征。应对肾上腺做进一步的影像学检查，如B 超、CT、MRI 和核素扫描。当用 ACTH 测定不能鉴别时，可进一步行大剂量地塞米松抑制试验(HDDST)或 CRH 兴奋试验。

(2)ACTH 依赖性库欣综合征：ACTH 依赖性库欣综合征可分为垂体依赖性库欣综合征(库欣病)、异源性 ACTH 综合征和异源性 CRH 综合征 3 类。统计资料显示，库欣病占 ACTH 依赖性库欣综合征病因的 85%～90%，而异源分泌ACTH 致库欣综合征的肿瘤体积往往很小，难以与库欣病鉴别，难以定位，故依赖于生化检查来指导影像学检查部位的选择。

①ACTH 及血钾的测定：虽然通常异源性 ACTH 综合征的血 ACTH 水平可

能比库欣病高,但用放射免疫测定(RIA)和(或)免疫放射法(IRMA)测定时,两者有很大重叠范围,其鉴别诊断价值非常有限。几乎所有异源性 ACTH 综合征患者血钾都低,可作为辅助的鉴别诊断指标,但约 10% 的库欣病患者也有低钾血症,注意鉴别。

②大剂量地塞米松抑制试验:目前仍作为鉴别 ACTH 依赖性库欣综合征病因的重要试验,当 17-羟皮质类固醇或尿游离皮质醇可被抑制到基础值的 50% 或以下则提示为库欣病。由于经典的 48h HDDST 较繁琐,近年来,广泛推荐采用午夜HDDST 法,即地塞米松 8mg,24 时顿服,服药前、后早 8 时抽血测皮质醇,如用药后相同时间点血皮质醇抑制程度达到或超过基础值的 50% 即可诊断为库欣病。

③美替拉酮(甲吡酮)试验:美替拉酮试验主要用于判断垂体 ACTH 细胞储备功能,也用于鉴别原发性肾上腺病变和其他原因所致的库欣综合征,近年来主要用于 ACTH 依赖性库欣综合征的鉴别诊断。在原发肾上腺病变(如腺瘤或皮质癌)患者中,美替拉酮一般不会引起尿 17-羟皮质类固醇排泄增加,并可能下降,而在库欣病患者中,由于血皮质醇下降,对下丘脑、垂体的负反馈抑制作用减弱,导致血ACTH 代偿性升高而使增生的肾上腺皮质合成更多的皮质醇,尿 17-羟皮质类固醇升高(一般升高 2~4 倍)。

④CRH 试验:将用 CRH 后血皮质醇较基础值升高达到或超过 20% 或 ACTH较基础值升高达到或超过 35% 作为阳性,绝大部分库欣病患者在注射 CRH 后10~15min 呈阳性反应;结合 HDDST 和 CRH 兴奋试验一般能鉴别 ACTH 依赖性库欣综合征的病因。

⑤岩下窦采样测 ACTH:正常情况下垂体静脉回流至海绵窦,然后再到岩下窦,而正常岩下窦仅接受垂体静脉血液回流。因此,库欣病患者中枢血 ACTH 浓度明显高于外周血浓度,而异源性 ACTH 综合征患者无此变化,但由于 ACTH 呈脉冲式分泌,在基础状态下测定这种差别可能并不明显,必须结合 CRH 试验,比较注射前、后中枢与外周血 ACTH 浓度差别,则诊断库欣病的准确性明显提高。一般情况下,垂体血液引流呈对称性,因此左、右两侧 ACTH 浓度差还可提示肿瘤位于垂体哪一侧。

⑥核素显像:由于多神经内分泌肿瘤细胞表面都有生长抑素受体,故[111]In 标记奥曲肽可用于受体阳性的异源分泌 ACTH 肿瘤的定位。

(3)ACTH 非依赖性库欣综合征

①肾上腺肿瘤(腺瘤或癌):分泌皮质醇的肾上腺肿瘤除有库欣综合征症状外,可伴有或不伴有高血压和男性化表现。实验室检查结果的一般规律是 a.肾上腺

良、恶性肿瘤所致库欣综合征,24h 尿游离皮质醇、17-羟皮质类固醇轻度升高;b.腺瘤患者血尿去氢异雄酮及尿 17-酮皮质类固醇可正常或升高,与皮质醇及 17-羟皮质类固醇水平平行,尿 17-酮皮质类固醇通常＜20mg/d;c.肾上腺皮质癌患者由于皮质醇前体物质的不适当升高,尿 17-酮皮质类固醇＞20mg/d 甚至更高;d.血 ACTH 受抑制,＜1pmol/L(5pg/mL)或测不出;e.基础血皮质醇测定值升高,尿游离皮质醇或皮质醇代谢产物排泄量增加;f.皮质醇分泌不依赖 ACTH 刺激;g.HDDST甚至极大剂量地塞米松无抑制作用。

②ACTH 非依赖性双侧肾上腺大结节性增生:其特点是血尿类固醇激素浓度升高,基础 ACTH 测不到,CRH 或美替拉酮刺激后血 ACTH 仍测不到;HDDST 时类固醇激素的产生受抑制程度很小,通常对美替拉酮试验反应也小;肾上腺 CT、MRI 示结节状改变,垂体正常。

③原发性色素性结节性肾上腺增生不良:其特点是血皮质醇中度升高,昼夜节律性消失;ACTH 低或测不到;糖皮质激素呈周期性产生或无任何规律;肾上腺核素扫描示肾上腺正常或轻度增大;ACTH 呈抑制状态,LDDST、HDDST 均不能抑制皮质醇分泌;美替拉酮试验时,尿 17-羟皮质类固醇排泄下降。CT 或 MRI 一般正常。

(4)影像学检查

①垂体:在 ACTH 依赖性库欣综合征患者中,垂体影像检查的目的在于确定垂体腺瘤的位置和大小,CT 扫描垂体瘤的发现率明显高于 X 线检查。MRI 在发现垂体 ACTH 微腺瘤时敏感性较 CT 稍高(50%～60%)。

②肾上腺:肾上腺影像学检查在诊断工作中占有很重要的地位,可选 B 超、CT、MRI 及核素扫描检查。一般肾上腺腺瘤直径＞1.5cm,而皮质癌体积更大,均在 B 超敏感检出范围,但 B 超敏感性较低,未发现结节不能排除肾上腺病变。绝大部分肾上腺肿瘤可在薄层 CT 扫描或 MRI 中发现,由于 CT 或 MRI 较[131]I 标记胆固醇扫描费时少,费用低,故一般先选 CT、MRI 检查。碘标记胆固醇肾上腺皮质核素扫描可用于判断肾上腺皮质腺瘤或腺癌的准确部位及功能状态。一侧肾上腺发现肿瘤,对侧肾上腺往往不显影;两侧均有核素密集,则提示肾上腺双侧增生性改变。由于大部分肾上腺皮质癌并不能有效摄取标记的胆固醇,故可能导致引起库欣综合征的相对较大的腺瘤或癌漏诊。

③骨骼系统:库欣综合征患者应常规进行骨骼 X 线检查及双能 X 线骨密度测定,早期发现类固醇性骨质疏松症。

④异源分泌 ACTH 肿瘤:对疑为异源性 ACTH 综合征的患者,应努力寻找原

发肿瘤的位置。异源性分泌 ACTH 肿瘤位于胸腔的比例较高,最常见的是小细胞肺癌和支气管类癌,故常规行胸部正、侧位 X 线片,胸部 CT 等检查。高分辨 CT 在薄层扫描时可以发现胸部平片不易发现的小支气管类癌肿瘤。必要时应做 ^{111}In-奥曲肽显像检查或探查胃肠道、腹部及盆腔。

五、治疗

库欣综合征的治疗原则是去除病因,降低机体皮质醇水平,纠正各种物质代谢紊乱,避免长期用药或激素替代治疗,改善患者生活质量,防止复发,提高治愈率。引起库欣综合征的病因很多,具体的治疗方法也有各种不同选择。

1. 库欣病

(1)治疗原则:库欣病基本治疗原则是手术或放射治疗去除垂体瘤,以降低 ACTH 的分泌,从而减轻肾上腺增生,使皮质醇分泌减少而达到治疗目的。如上述治疗方法无效,可加用调节神经递质或抑制皮质醇合成的药物以减少皮质醇的合成;如仍不能控制,则可以施行双肾上腺切除术,术后终身服糖皮质激素替代治疗。

(2)垂体瘤摘除术

①垂体微腺瘤:现多采用经蝶窦垂体微腺瘤切除术,既可治愈库欣病,又可最大限度地保留垂体的分泌功能。此方法手术创伤小,手术及术后并发症少。该手术常见的并发症有一过性尿崩症、脑脊液鼻漏、出血、感染、颅内高压等,发生率不高;还有报道并发低钠血症或多尿者,后者多见于伴鞍内扩散的年轻男性患者。

②垂体大腺瘤:由于垂体大腺瘤的生物学特性为浸润性生长,易向垂体外、鞍上扩展,体积大,宜选用开颅手术,尽量切除肿瘤组织,术后宜配合放射治疗或药物(化学)治疗。

(3)垂体放射治疗:放射治疗可减少垂体瘤术后复发率,可作为库欣病的一种辅助治疗方法,常用于无法定位的垂体微腺瘤、因各种原因不能施行垂体手术的大腺瘤或腺癌及术后患者。经改进放射治疗技术包括 γ 刀及 X 刀,可减少照射野周围组织损伤,但其远期效果、术后并发症及对机体内分泌的影响等,将有待进一步观察。50%～80%的库欣病经照射出现病情缓解,一般在放疗后 6 个月至数年开始出现疗效,多数在 2 年内即可见到治疗效果。除了上述的外放射治疗,还可用内照射治疗垂体瘤,也就是将放射性物质(^{198}Au、^{90}Y 等)植入蝶鞍进行放射治疗。

由于放射治疗的不良反应有组织放射性水肿,故不宜作为大腺瘤、已有或可能有视交叉压迫患者的首选治疗方法。放射治疗的术后不良反应有头痛、头晕及耳鸣等,考虑为放射性脑损伤所致;随着时间的延长,可出现部分性或全垂体功能低下,长期随访发生率高达 20%～60%,放射治疗后脑部恶性病变的报道有增加趋势。

(4)肾上腺切除术:肾上腺切除术方法包括肾上腺次全切、全切除术和肾上腺切除后自体移植术等。当库欣病经垂体手术、放射治疗等治疗无效时,最终可选择肾上腺全切术。对诊断库欣病而垂体 MRI 未发现微腺瘤者、因年龄大或其他某种原因不能做垂体手术而病情严重者,宜做肾上腺次全切除术加术后垂体放射治疗。病情轻者,可用药物加垂体放射治疗,以控制肾上腺皮质激素的过度分泌。术前无法预测库欣病患者经治疗后是否发生纳尔逊综合征,故提倡术后定期随访,定期复查垂体 MRI,以尽早发现,及时治疗,避免严重的临床生化异常及出现严重的表现。

(5)药物治疗:库欣病的药物治疗包括两大类,一类是作用于下丘脑-垂体的神经递质,如赛庚啶、溴隐亭、甲麦角林、奥曲肽等;另一类是针对肾上腺皮质,如米托坦、美替拉酮、酮康唑、氨鲁米特等,通过阻断皮质醇生物合成的若干酶来减少皮质醇的合成,用于术前准备或联合治疗。米非司酮有拮抗糖皮质激素的作用,研究还发现可抑制 21-羟化酶活性,适用于无法手术的患者,可以缓解库欣综合征的一些症状(如精神分裂症、抑郁症),对垂体、肾上腺病变无作用或作用很小。

2.ACTH 非依赖性库欣综合征

(1)治疗原则:如因肾上腺肿瘤(腺瘤或癌)引起库欣综合征,不论肿瘤为单个、双侧或多发性,必须手术切除;肾上腺意外瘤如伴有临床前期库欣综合征,则应加强随访。肿瘤无法切除时,可以选用皮质醇合成抑制药。

(2)治疗方法

①肾上腺腺瘤:摘除腺瘤,保留已萎缩的腺瘤外肾上腺组织。术后为促进同侧或双侧萎缩的肾上腺组织较快恢复功能,在使用糖皮质激素替代治疗的同时,可每日肌内注射长效 ACTH 60～80U,2 周后渐减量,每隔数日减 10U;如萎缩的肾上腺组织反应不良,则需长期用可的松(25～37.5mg/d)替代治疗,随肾上腺功能恢复而递减,大多数患者可在 3 个月至 1 年渐停止替代治疗。

②肾上腺皮质癌:应尽早手术切除,术后肾上腺皮质功能低下患者的激素替代治疗方案基本同腺瘤切除术后。如不能根治或已有转移者,用皮质醇合成抑制药如米托坦降低机体血皮质醇水平以缓解症状。儿童库欣综合征患者肾上腺肿瘤以恶性多见,治疗以手术为主加用化疗,但仍可能持续存在高水平皮质醇且肿瘤易转移。当肿瘤无法切除时还可以考虑用肾上腺动脉栓塞治疗。

③不依赖 ACTH 的双侧肾上腺增生：应选择双侧肾上腺全切除术治疗，以防止残余肾上腺组织再次增生导致库欣综合征，术后糖皮质激素终身替代治疗。

④异源性 ACTH 综合征：明确 ACTH 起源，以治疗原发癌瘤为主，根据病情可选择手术、放疗、化疗或联合治疗。如能根治，则库欣综合征症状可以缓解；如不能根治，则需用皮质醇合成抑制药减少皮质醇合成以减轻临床症状。

第二节　原发性醛固酮增多症

醛固酮增多症可分为原发性和继发性两类，前者是由于肾上腺皮质本身病变（肿瘤或增生），分泌过多的醛固酮，导致水钠潴留、血容量扩张、肾素-血管紧张素系统活性受抑制，称原发性醛固酮增多症；后者则是肾上腺皮质以外的因素兴奋肾上腺皮质球状带，使醛固酮分泌增多，称继发性醛固酮增多症。后者按病因分为两大类：一类是使有效血容量减少的疾病，如肾动脉狭窄、充血性心力衰竭、肝硬化、失盐性肾病、特发性水肿、滥用利尿药等；另一类是肾素原发性增多，如肾素瘤、Bartter 综合征。

原发性醛固酮增多症又称为 Conn 综合征，病人的主要临床特征为高血压、低血钾、肌无力、多尿、血浆肾素活性（PRA）受抑制及醛固酮水平升高，原发性醛固酮增多症约占高血压人群的 1%，发病高峰为 $30\sim50$ 岁，女性多于男性。

一、病因

1.**肾上腺醛固酮增多症瘤（APA）**　占原发性醛酮增多症的 $70\%\sim80\%$，以单侧肾上腺腺瘤最多见，双侧或多发性腺瘤较少。腺瘤同侧和对侧肾上腺组织可以正常、增生或伴结节形成，亦可发生萎缩。

2.**特发性醛固酮增多症（IHA）**　占成年人原发性醛固酮增多症的 $10\%\sim20\%$，儿童最常见。特发性醛固酮增多症的病理变化为双侧肾上腺球状带增生，增生的皮质伴有或不伴有结节，增生病因不明。特发性醛固酮增多症组织学上具有肾上腺被刺激的表现，而醛固酮合成酶基因并无突变，但该基因表达增多且酶活性增加。特发性醛固酮增多症的发生可能是由异常促分泌因子增加或肾上腺对血管紧张素Ⅱ过度敏感所致。

3.**糖皮质激素可治性醛固酮增多症（GRA）**　GRA 是一种常染色体显性遗传病，本症特点是糖皮质激素可抑制醛固酮过量分泌，且长期治疗能维持抑制效应，提示醛固酮分泌依赖于 ACTH，其特有的生化异常为 18-羟皮质醇和 18-氧皮质醇明显增多。该疾病是 8 号染色体在复制时出现异常,编码 11β-羟化酶的 CYP1181 基因和同源染色体上编码醛固酮合成酶的基因 CYP1182 发生非对等交换,导致醛固酮合成酶在束状带的异位表达,并受 ACTH 调节,所以 GRA 的病理变化表现为束状带的明显增生而非球状带增生。

4.原发性肾上腺皮质增生(PAH) 约占原发性醛固酮增多症的 1%,可为双侧或单侧增生,但生化特征与醛固酮增多症瘤更相似,行肾上腺单侧或次全切除可纠正醛固酮过多的症状和生化异常。

5.分泌醛固酮的肾上腺皮质癌 此型少见,少于 1% 的原发性醛固酮增多症由肾上腺癌引起。癌肿往往同时分泌糖皮质激素、类固醇性性激素,亦有单纯分泌醛固酮的病例报道。

6.家族性醛固酮增多症(FH) FH 又分为两型(FH-Ⅰ和 FH-Ⅱ)。FH-Ⅰ即为糖皮质激素可抑制性醛固酮增多症,病因已明确。FH-Ⅱ亦为家族性疾病,常染色体显性遗传,其醛固酮的高分泌既可由肾上腺皮质增生引起,也可由醛固酮增多症瘤引起,病因尚不完全清楚。

7.异位醛固酮增多症分泌腺瘤和癌 少见,可发生于肾、肾上腺残余组织或卵巢。

二、临床表现

原发性醛固酮增多症的一系列临床表现均由过量分泌醛固酮所致,主要表现为高血压、低血钾性碱中毒、血浆醛固酮升高,肾素-血管紧张素系统受抑制等。

1.高血压 高血压是最早且最常见的表现,随病程持续进展或略呈波动性上升,但一般呈良性经过,血压约 22.7/13.3kPa(170/100mmHg),严重者可达 28.0/17.3kPa(210/130mmHg),少数醛固酮增多症瘤患者的血压在正常范围内,长期高血压可导致各种靶器官(心、脑、肾)损害,一般降压药治疗疗效差。

原发性醛固酮增多症高血压的发病机制主要与大量醛固酮的潴钠作用有关:①钠潴留使细胞外液扩张,血容量增多;②血液和血管壁细胞内钠离子浓度增加,使管壁对去甲肾上腺素等加压物质反应增强。由于高血容量和高血钠的存在,对肾素-血管紧张素系统产生显著抑制作用,不仅基础肾素-血管紧张素活性低,而且在站立、利尿、低盐饮食等刺激因素作用后也不能如正常人那样明显升高。血钠浓度增高和血容量扩张到一定程度时,心房利钠素分泌增加,后者抑制肾近曲小管钠重吸收,尿钠排泄增加,这是本症较少出现水肿及恶性高血压的重要原因。

2.低血钾 大量醛固酮促进肾远曲小管内 Na^+-K^+ 交换,导致低血钾。低血钾可引起肌无力及周期性瘫痪,通常先为双下肢受累,严重者可波及四肢,甚至发生呼吸肌瘫痪,危及生命,发作较轻的可自行缓解,较重者需经口服或静脉补钾治疗方可缓解。瘫痪的发作与血钾降低程度相关,以夜间发作较多,劳累、寒冷、进食高糖食物、排钾利尿药常为诱发因素。由于低钾引起代谢性碱中毒使血中游离钙减少,加之醛固酮促进钙、镁排泄,造成了游离钙降低及低镁血症,因此原发性醛固酮增多症病人发生肢端麻木、手足搐搦及肌痉挛。

3.肾表现 长期大量失钾,肾浓缩功能减退,可引起多尿、夜尿增多,继而出现烦渴、多饮、尿比重低。过多的醛固酮使尿钙及尿酸排泄增多,易并发肾结石病及尿路感染。长期高血压则可致肾动脉硬化引起蛋白尿和肾功能不全。

4.心血管系统表现

(1)心肌肥厚:原发性醛固酮增多症病人较原发性高血压更容易引起左心室肥厚,而且发生往往先于其他靶器官损害。左心室肥厚与患者年龄、平均血压及血浆醛固酮浓度相关;心肌肥厚使左心室舒张期充盈受限,心肌灌注亦减少,因此运动后原发性醛固酮增多病人较一般高血压病人更易诱发心肌缺血。

(2)心律失常:低血钾可引起程度不一的心律失常,以期前收缩、阵发性室上性心动过速较常见,严重者可诱发心室颤动。心电图可有典型的低血钾图形,如Q-T间期延长,T波增宽或倒置,U波明显,T-U波融合成双峰。

(3)心肌纤维化和心力衰竭:醛固酮在充血性心力衰竭的病理生理过程中起重要作用,不仅引起电解质紊乱和高血压,还促进心肌纤维化、心脏扩大和顽固性心力衰竭,此过程与细胞内钙信号系统有关。

5.内分泌系统表现 缺钾可引起胰岛 B 细胞释放胰岛素减少,因此原发性醛固酮增多症病人可出现糖耐量降低;原发性醛固酮增多症病人尿钙排泄也增多。

三、诊断

凡一般降压药物疗效不佳的高血压病人,特别是出现过自发性低血钾或用利尿药很易诱发低血钾的病人均须考虑原发性醛固酮增多症的可能,需进一步检查以明确诊断。诊断分为两个步骤:首先明确是否有高醛固酮血症;然后确定其病因类型。检查前须停服所有药物,例如须停用螺内酯(安体舒通)和雌激素 6 周以上,停用赛庚啶、利尿药、吲哚美辛(消炎痛)2 周以上,停用扩血管药、钙通道阻断药、拟交感神经药 1 周以上。

1.高醛固酮增多症的诊断

(1)血、尿醛固酮测定:正常人尿醛固酮<28nmol/24h(10μg/24h),血浆醛固

酮＜276.7pmol/L(10ng/dl)；原发性醛固酮增多症患者血、尿醛固酮水平增高，且不受高钠抑制。口服钠盐负荷3d后尿醛固酮排泄＞39nmol/24h(14μg/24h)则有诊断意义。另外，尿钾增多，低血钾加重，常低于3.5mmol/L。如高钠试验中，尿钠排泄＞250mmol/d，而血钾仍为正常水平，且无肾功能不全，则基本可排除原发性醛固酮增多症。

(2)低钾血症和不适当的尿钾增多：大多数原发性醛固酮增多症患者血钾＜3.5mmol/L，一般在2～3mmol/L，严重病例则更低，但12%肾上腺皮质腺瘤患者和50%双侧肾上腺皮质增生患者血钾水平可＞3.5mmol/L。原发性醛固酮增多症患者钾代谢呈负平衡，如血钾＜3.5mmol/L，尿钾＞30mmol/24h(或血钾＜3mmol/L，尿钾＞25mmol/24h)，提示患者有不适当尿钾排出过多。由于钠、钾代谢受盐摄入量、药物及疾病活动程度等多种因素的影响，因此，在检测前必须停用2～4周利尿药，并反复多次同步测定血、尿电解质及pH。另外饮食中钠摄入量每日不应低于100mmol，因为这样才能保证肾正常的钠钾交换，并使碱性尿得以显现。如无明显低血钾，可选择高钠试验，如有明显低血钾，则选用低钠试验、钾负荷试验或螺内酯试验。

(3)螺内酯试验：螺内酯为醛固酮受体拮抗药，可对抗醛固酮的潴钠排钾作用，使醛固酮增多症患者尿钾排出减少，血钾上升，同时高血压症状有不同程度的改善，但不能区别醛固酮增多症是原发性还是继发性。醛固酮增多症患者用药后第3～第4天，先有尿钾明显减少，继而血钾回升，碱血症可纠正，高血压下降通常需2周以上。

(4)低肾素活性：①醛固酮分泌增高而肾素-血管紧张素系统受抑制是原发性醛固酮增多症的特征，应检测血浆醛固酮和血浆肾素活性或收集24h尿测尿醛固酮水平。筛查通常在立位4h后取血检查，如血浆醛固酮升高与肾素活性受抑并存则高度提示原发性醛固酮增多症，因此血浆醛固酮浓度(ng/dl)与血浆肾素活性[ng/mL·h)]的比值(A/PRA)可作为一项重要的诊断指标，文献报道正常人的A/PRA比的上限为17.8，约89%的醛固酮增多症瘤患者和70%的特发性醛固酮增多症患者超过此上限，原发性醛固酮增多症的A/PRA比通常＞20。②血浆肾素活性测定是检测其酶活性，而不是直接测肾素的量。用放射免疫法测定血中血管紧张素Ⅰ的含量。血浆肾素活性以单位时间内产生的血管紧张素Ⅰ的量来表示，正常参考值为0.77～4.6nmol/(L·h)。肾素活性增高见于低钠饮食，原发性高血压(高肾素型)，肾血管性高血压，失血，肝硬化腹水，心力衰竭，肾素瘤，Bartter综合征，药物如利尿药、硝普钠、口服避孕药、肼屈嗪(肼苯哒嗪)等。肾素活性降低见于原发性醛固酮增多症,原发性高血压(低肾素型),11β-羟化酶缺乏和17α-羟化酶缺乏等,高钠饮食,药物如盐皮质激素、利血平、甘草、甘珀酸(生胃酮)、甲基多巴等。

(5)立卧位试验:立位及低钠(利尿药)可刺激正常人肾素-血管紧张素-醛固酮系统,使血浆肾素活性、血管紧张素Ⅱ和醛固酮浓度上升;原发性醛固酮增多症患者血浆醛固酮水平增高,血浆肾素-血管紧张素系统受抑制,并且不受体位及低钠刺激。原发性醛固酮增多症患者卧位血浆醛固酮浓度升高,立位4h后血浆醛固酮水平在特发性醛固酮增多症患者常进一步上升,多较卧位升高33%以上;在多数醛固酮增多症瘤、糖皮质激素可治疗性醛酮增多症(GRA)、原发性肾上腺增生患者则无明显升高或反而下降,而且肾素-血管紧张素系统活性受抑制,立位及低钠刺激后,血浆肾素活性及血管紧张素Ⅱ水平仍无显著上升。若基础血浆肾素活性、血管紧张素Ⅱ、醛固酮均升高,则提示继发性醛固酮增多症。

(6)盐水滴注抑制试验:其方法是在平衡餐基础上,清晨于平卧位抽血测血浆肾素活性、血管紧张素Ⅱ、醛固酮、血钾,然后予以生理盐水2000mL于4h内静脉滴注完毕,受检者保持卧位,抽血复查以上项目。正常人静脉滴注生理盐水后,血浆醛固酮水平下降50%以上,通常降至0.28nmol/L(10ng/dl)以下,血浆肾素活性受抑制,血钾无明显变化。原发性醛固酮增多症患者醛固酮下降很少或不下降,血钾下降。大多数继发性醛固酮增多症患者,能正常抑制。注意必须先将血钾补充至3.5mmol/L以上才能进行本试验;恶性高血压、充血性心力衰竭患者不宜进行此项试验。部分原发性醛固酮增多症患者可出现假阴性结果。

(7)卡托普利(巯甲丙脯酸)抑制试验:清晨卧位抽血测血浆肾素活性、醛固酮,予以卡托普利25mg口服,2h后坐位抽血复测血浆醛固酮和肾素活性。卡托普利是血管紧张素转化酶抑制药,可抑制血管紧张素Ⅱ的产生,对血管紧张素Ⅱ和醛固酮影响的净效应与生理盐水静脉滴注抑制才能得到正确的诊断。

2.病因诊断 醛固酮增多症诊断明确后,还应确定其病因类型以便治疗。

(1)一般方法:产生醛固酮的肾上腺皮质肿瘤(腺瘤或癌)患者临床症状,如高血压、肌无力等表现和生化变化(高尿钾、低血钾、碱血症和肾素-血管紧张素-醛固酮系统的改变等)通常较特发性醛固酮增多症患者严重,而原发性肾上腺皮质增生者则介于两类之间。糖皮质激素可治疗性醛固酮增多症有家族史,临床表现一般较轻,较少出现自发性低钾血症。

(2)体位试验:正常人上午8:00卧床至中午12:00,血浆醛固酮水平下降,与ACTH按昼夜节律下降有关,如取立位,血浆醛固酮水平上升,说明体位作用大于

ACTH 的作用。醛固酮增多症瘤患者基础血浆醛固酮明显升高,多>5.55nmol/L (20ng/dl),取立位后无明显上升或反而下降。特发性醛固酮增多症患者基础血浆醛固酮仅轻度升高,立位后明显升高,至少超过基础值的 33%。原发性肾上腺皮质增生症和糖皮质激素可治疗性醛固酮增多症患者的体位试验表现与醛固酮增多症瘤患者相似。

(3)血管紧张素Ⅱ输注试验:卧位抽血测醛固酮,然后以 2ng/(kg·min)的速度输注 1h 血管紧张素Ⅱ,保持卧位再抽血测醛固酮水平。正常人输注血管紧张素Ⅱ后,血浆醛固酮水平较基础值升高 50% 以上,多数醛固酮增多症瘤、原发性肾上腺皮质增生症和糖皮质激素可治疗性醛固酮增多症对血管紧张素Ⅱ输注无反应,血浆醛固酮上升低于 50%,而特发性醛固酮增多症则有醛固酮升高反应。

(4)赛庚啶试验:给予患者口服赛庚啶 8mg,服药前及服药后每 30min 抽血 1 次,历时 2h 测血浆醛固酮。赛庚啶为血清素拮抗药,血清素可刺激醛固酮分泌。大多数特发性醛固酮增多症患者服赛庚啶后血浆醛固酮下降>0.11nmol/L (4ng/dl)或较基础值下降>30%,在服药后 90min 下降最明显,而醛固酮增多症瘤患者血浆醛固酮浓度无明显变化。

(5)地塞米松抑制试验:原发性醛固酮增多症患者如发病年龄小,有高血压和低血钾家族史,体位试验中站立位后血浆醛固酮无明显升高或反常性下降,而肾上腺 CT 或 MRI 又无发现异常,应考虑糖皮质激素可治疗性醛固酮增多症诊断,应行地塞米松抑制试验。给予地塞米松 2mg/d 口服,共 3~4 周。整个试验过程中糖皮质激素可治疗性醛固酮增多症患者血、尿醛固酮水平一直被抑制,血浆醛固酮水平在服药后较服药前抑制 80% 以上有意义,但醛固酮增多症瘤和特发性醛固酮增多症患者在服药后血浆醛固酮水平亦可呈一过性抑制,甚至可低于 0.05nmol/L (2ng/dl),但服药 2 周后,醛固酮的分泌不再被抑制又复升高,因此,地塞米松抑制试验如观察时间过短则会导致对糖皮质激素可治疗性醛固酮增多症的错误诊断。

(6)肾上腺 B 型超声波检查:为无创性检查,可检出直径>1.3cm 的肿瘤,但对较小肿瘤和增生者难以明确。

(7)电子计算机体层摄影(CT):肾上腺 CT 在对肾上腺病变的定位诊断中列为首选。目前高分辨率 CT 能检测出直径为 7~8mm 大小的肾上腺肿块。当发现单侧肾上腺直径>1cm 的等密度或低密度肿物影时,对诊断醛固酮增多症瘤意义较大,而肿块直径>3cm 时要警惕产生醛固酮增多症的肾上腺皮质癌。特发性醛固酮增多症患者显示肾上腺正常或弥漫性增大,如为结节性增生则有时与腺瘤难以鉴别。

（8）磁共振成像（MRI）：MRI 在对分泌醛固酮肿瘤和其他肾上腺肿瘤的分辨方面并不优于 CT。

（9）放射性碘化胆固醇肾上腺扫描：用放射性碘化胆固醇肾上腺扫描法可显示腺瘤及增生组织中[131]I 浓集部位，如结合 CT 扫描可对 92% 的肾上腺病变准确分辨，但如果肾上腺 CT 正常，则放射性碘化胆固醇扫描也不会有很大帮助，所以此项检查通常在其他检查结果有矛盾时选用。

（10）双侧肾上腺静脉插管分别采血测定醛固酮：如果上述检查均不能确定原发性醛固酮增多症病因时，可进行此项检查，插管采血过程中持续输入 ACTH（5U/h），以尽量减少因应激诱发的内源性 ACTH 释放，后者会导致肾上腺皮质激素一过性分泌增加。若一侧肾上腺静脉血浆醛固酮水平较对侧高 10 倍以上，则高的一侧为腺瘤。若两侧血浆醛固酮水平都升高，相差仅 20%～50% 则可诊断为特发性醛固酮增多症。本检查为有创性，且有引起肾上腺出血的危险性，技术难度较大，不列为常规检查。

四、治疗

1.治疗原则　原发性醛固酮增多症的治疗有手术治疗和药物治疗两种方式，腺瘤、癌肿、原发性肾上腺皮质增生应选择手术治疗，手术治疗又分为传统的开腹手术和经腹腔镜肾上腺手术。特发性醛固酮增多症和糖皮质激素可治疗性醛固酮增多症应采用药物治疗。如临床难以判定病因类型则可行手术探查，或先用药物治疗并追踪病情发展，并根据最后诊断决定治疗方案。

2.手术治疗　手术治疗对肾上腺醛固酮腺瘤的疗效好，手术前应进行适当准备，纠正电解质及酸碱平衡紊乱，使血钾恢复正常，并适当降低血压，另外应根据患者情况及手术方式酌情考虑是否短期应用糖皮质激素。

经腹腔镜的肾上腺手术创伤较小，术后恢复快，痛苦少，对于肾上腺直径<6cm 的良性肿瘤均可考虑选择这种手术方法切除患侧肾上腺或剜除肿瘤，甚至对于醛固酮增多症瘤合并妊娠的妇女亦可安全地实施这种手术而不引起产科并发症。术前未能明确的恶性肿瘤及过大的肿瘤（直径>6cm）患者均不宜行此项手术。

3.药物治疗　凡确诊特发性醛固酮增多症、糖皮质激素可治疗性醛固酮增多症以及手术治疗疗效不佳的患者宜采用药物治疗，而不愿手术或不能耐受手术的醛固酮增多症腺瘤患者亦可应用药物治疗，使症状得到控制。

（1）醛固酮拮抗药：螺内酯仍是治疗原发性醛固酮增多症的一线药物，初始剂量一般为 200～400mg/d,分 3～4 次口服。当血钾正常、血压下降后,剂量可逐渐减少;螺内酯因可阻断睾酮合成及雄激素的外周作用,可引起女性月经紊乱和男性乳腺发育、阳痿、性欲减退等不良反应。

(2)阿米洛利和氨苯蝶啶:阿米洛利阻断肾远曲小管的钠通道,具有排钠潴钾作用,初始剂量为 10～20mg/d,必要时可增至 40mg/d,分次口服。服药后多能使血钾恢复正常,对特发性醛固酮增多症患者难以良好控制血压,常需与其他降压药联合使用。氨苯蝶啶可减少远曲小管对钠的重吸收,减少钠钾交换,改善低血钾,但对血压控制无帮助。

(3)钙通道阻断药:由于钙离子为多种调节因素刺激醛固酮产生的最后共同通道,钙通道阻断药是原发性醛固酮增多症药物治疗的一种合理途径。有报道用硝苯地平、氨氯地平能有效改善原发性醛固酮增多症的血压控制。

(4)血管紧张素转化酶抑制药:可使特发性醛固酮增多症患者醛固酮分泌减少,改善钾平衡和控制血压,常用药物有卡托普利、依那普利等。

(5)赛庚啶:为血清素拮抗药,可使特发性醛固酮增多症患者醛固酮水平降低。

(6)地塞米松:用于治疗糖皮质激素可治疗性醛固酮增多症患者,起始剂量为 2mg/d,即睡前服 1.5mg,清晨服 0.5mg,症状及生化改变恢复正常后逐渐减量至 0.5mg/d,长期维持治疗。

(7)阻断醛固酮合成药:大剂量酮康唑可干扰肾上腺皮质 11β-羟化酶和胆固醇链裂酶活性,可用于治疗原发性醛固酮增多症。氨鲁米特可阻断胆固醇转变为孕烯醇酮,使肾上腺皮质激素合成受抑制,亦可用于治疗原发性醛固酮增多症,但两药均有较大不良反应,长期应用的疗效尚待观察。

第三节　原发性慢性肾上腺皮质功能减退症

原发性肾上腺皮质功能减退症(ACI),又称为艾迪生病。慢性 ACI 多见于中年人,老年人和幼年者较少见,结核性者男性多于女性,自身免疫所致“特发性”者以女性多见。

一、病因与发病机制

1.自身免疫性肾上腺炎　从 20 世纪 60 年代以来结核病得到控制,艾迪生病总的发病率下降,肾上腺结核在艾迪生病病因中的相对发生率也下降,而自身免疫性肾上腺炎已升为艾迪生病病因之首。自身免疫性肾上腺炎即特发性肾上腺皮质萎缩,主要证据是:①肾上腺皮质萎缩,呈广泛透明样变性,常伴有大量淋巴细胞、浆细胞和单核细胞的浸润;②约50%以上的患者血清中存在抗肾上腺皮质细胞的自身抗体;③常伴有其他脏器和其他内分泌腺体的自身免疫性疾病。

2.肾上腺结核 以往结核为本病最常见的病因,在结核病发病率仍高的国家和地区,肾上腺结核仍然是原发性ACI的重要原因。肾上腺结核是由血行播散所致,常伴有胸腹腔、盆腔淋巴结或泌尿系统结核。双侧肾上腺组织包括皮质和髓质破坏严重,常超过90%。肾上腺皮质结构消失,代以大片的干酪样坏死、结核性肉芽肿和结核结节,残存的肾上腺皮质细胞呈簇状分布。约50%的患者有肾上腺钙化,肾上腺体积明显大于正常。

3.深部真菌感染 尸检发现死于组织胞质菌病的患者1/3有肾上腺真菌感染,其他真菌病如球孢子菌病、芽生菌病、隐球菌病和酵母菌病也可引起肾上腺皮质功能减退。

4.获得性免疫缺陷综合征(AIDS) HIV阳性携带病毒者和AIDS患者常伴内分泌功能异常,常因巨细胞病毒感染引起坏死性肾上腺炎,分枝杆菌、隐球菌感染或Kaposi肉瘤也易侵犯肾上腺。

5.转移癌 肾上腺转移癌较常见,但临床上仅约20%的患者出现肾上腺皮质功能减退,转移癌的原位癌主要是乳腺癌、肺癌、胃癌、结肠癌、黑色素瘤和淋巴瘤。60%左右的播散性乳腺癌和肺癌发生肾上腺转移。

6.脱髓鞘疾病 两种脱髓鞘疾病即肾上腺脑白质营养不良(棕色Schilder病)和肾上腺髓质神经病可有肾上腺皮质功能减退。

7.类固醇21-羟化酶缺乏症 系先天性家族性肾上腺皮质发育不全疾病,类固醇21-羟化酶基因点突变导致DXA1蛋白C端11个氨基酸残基改变或丢失。

8.家族性糖皮质激素缺乏症 少见,为ACTH受体基因突变所致,肾上腺对ACTH无反应,而对血管紧张素Ⅱ有反应,醛固酮(ALD)正常,多有家族史(常染色体隐性遗传)。

9.胆固醇代谢缺陷症 大部分皮质醇来源于肾上腺皮质代谢血液中低密度脂蛋白(LDL)产生的胆固醇,因此缺乏LDL的患者(如先天性β脂蛋白缺乏症)或LDL受体缺乏(如纯合子家族性高胆固醇血症)者,尽管基础皮质醇正常且无肾上腺皮质功能减退的临床表现,但ACTH兴奋试验示皮质醇反应减退。

10.急性肾上腺皮质功能衰竭(肾上腺皮质危象) 急性肾上腺出血、坏死或栓塞可引起急性肾上腺皮质功能减退。Warter-House-Friderichsen综合征是流行性脑膜炎引起的急性肾上腺皮质功能减退,现已很少见。由于影像学的进展,使一些抗磷脂综合征、抗凝治疗、高血压和手术后引发的急性肾上腺出血、坏死或栓塞能用 CT、MRI 检查获得早期诊断。

11.其他　先天性肾上腺皮质淀粉样变、血色病、肾上腺放射治疗和手术以及药物,如利福平、酮康唑、氨鲁米特、米托坦等均可造成肾上腺皮质功能减退。

二、临床表现

原发性 ACI 特有的表现是:①皮肤色素沉着;②高钾血症;③皮肤白斑;④自身免疫性甲状腺炎;⑤肾上腺脑白质营养不良的中枢神经系统症状。

1.皮质醇缺乏

(1)胃肠系统:食欲减退,嗜咸食,体重减轻,恶心、呕吐,胃酸过少,消化不良,腹泻,腹胀及腹痛等。

(2)神经、精神系统:乏力、易疲劳,表情淡漠,嗜睡甚至精神失常等。

(3)心血管系统:血压降低,心脏缩小,心音低钝,常有头晕、眼花或直立性昏厥(直立性低血压)。

(4)泌尿系统:水排泄功能减弱,在大量饮水后可出现稀释性低钠性血症。糖皮质激素缺乏及血容量不足时,ADH 释放增多,也是造成低血钠的原因之一。

(5)代谢障碍:糖异生作用减弱,肝糖原耗损,可发生空腹低血糖症。储存脂肪消耗,脂肪的动员和利用皆减弱。

(6)色素沉着:由于对垂体 ACTH、MSH、促脂素(LPH)的反馈抑制作用减弱,此组激素的分泌增多,出现皮肤、黏膜色素沉着。

(7)应激能力减弱:对感染、外伤等各种应激能力减弱,在发生这些情况时,可出现急性肾上腺危象。

(8)生殖系统:女性患者的阴毛、腋毛减少或脱落,月经失调或闭经,但病情较轻者仍可生育;男性患者常有性功能减退。

2.ALD 缺乏　临床表现以厌食、无力、低血压、慢性失水和虚弱、消瘦最常见。血钠低,24h 尿钠排出量>216mmol/24h,导致严重负钠平衡。

3.并发症　如病因为肾上腺结核病活动期或伴其他脏器活动性结核者,可呈现低热、盗汗等结核中毒症状。若伴其他自身免疫性内分泌疾病时,可呈现自身免疫性多腺体功能衰竭综合征。合并全腺垂体功能减退时可有甲状腺和性腺功能减退,表现为怕冷、便秘、闭经、腋毛及阴毛稀少、性欲下降、阳痿等。青少年患者常表现为生长延缓和青春期延迟。下丘脑或垂体占位病变可有头痛、尿崩症、视力下降和视野缺陷。

4.肾上腺危象　原发性 ACI 出现危象时,病情危重。大多数患者有发热,体温可达 40℃以上;直立性低血压,甚至为儿茶酚胺(CA)抵抗性低血容量休克,出现心动过速、四肢厥冷、发绀虚脱;极度虚弱无力、萎靡淡漠和嗜睡;也可表现为烦躁不安和谵妄惊厥,甚至昏迷;消化功能障碍,厌食、恶心呕吐和腹泻。伴腹痛时可被误诊为急腹症,尽管可有肌紧张和深部压痛,但多缺乏特异性定位体征。肾上腺出血患者还可伴肋和胸背部疼痛或低血糖昏迷等。

三、辅助检查

1.一般检查　可有低血钠、高血钾。脱水严重者低血钠可不明显,高血钾一般不严重,如甚明显需考虑肾功能不良或其他原因。少数患者可有轻度或中度高血钙(糖皮质激素有促进肾、肠排钙作用),如有低血钙和低血磷则提示合并有甲状旁腺功能减退症。常有正细胞、正色性贫血,少数患者合并有恶性贫血。白细胞分类示中性粒细胞减少,淋巴细胞相对增多,嗜酸性粒细胞明显增多。

2.血糖和糖耐量试验　可有空腹低血糖,口服糖耐量试验示低平曲线。

3.心电图　可示低电压,T 波低平或倒置,P-R 间期与 Q-T 间期可延长。

4.影像学检查　X 线胸片检查可示心脏缩小(垂直),肾上腺区摄片及 CT 检查于结核病患者可示肾上腺增大及钙化阴影。其他感染、出血、转移性病变在 CT 扫描时也示肾上腺增大(肾上腺增大,一般病程多在 2 年以内)。自身免疫病因所致者肾上腺不增大。针对下丘脑和垂体占位性病变,可做蝶鞍 CT 和 MRI。B 超或 CT 引导下肾上腺细针穿刺活检有助于肾上腺病因诊断。

5.激素测定

(1)血浆皮质醇:一般认为血浆总皮质醇基础值≤83nmol/L(3μg/dl)可确诊为肾上腺皮质减退症,≥552nmol/L(20μg/dl)可排除本症,但对于急性危重患者,基础血浆总皮质醇在正常范围则不能排除肾上腺皮质功能减退。

(2)血浆 ACTH:原发性 ACI 中即便血浆总皮质醇在正常范围,血浆 ACTH 也常≥22pmol/L(100pg/mL)。血浆 ACTH 正常排除慢性原发性 ACI,但不能排除轻度继发性 ACI,因为目前测定方法不能区分血 ACTH 水平较低值和正常低限。

(3)血或尿 ALD:血或尿 ALD 水平在原发性 ACI 可能为低值或正常低限,而血浆肾素活性(PRA)或浓度则升高;而在继发性 ACI 则血或尿 ALD 水平正常。其水平依据病变破坏的部位及范围而异,如肾上腺球状带破坏严重,则其含量可低于正常;如以束状带破坏为主者,则其含量可正常或接近正常。

（4）尿游离皮质醇：通常低于正常。

（5）尿 17-羟皮质类固醇和 17-酮皮质类固醇：多低于正常，少数在正常范围内者应考虑部分性艾迪生病的可能，部分病态的肾上腺皮质在 ACTH 刺激下，尚能分泌接近于正常或稍多于正常的类固醇激素。

6.ACTH 兴奋试验

（1）ACTH 兴奋试验：原发性 ACI 由于内源性 ACTH 已经最大限度地兴奋肾上腺分泌皮质醇，因此外源性 ACTH 不能进一步刺激皮质醇分泌，血浆总皮质醇基础值低于正常或在正常低限，刺激后血浆总皮质醇很少上升或不上升。

（2）小剂量快速 ACTH 兴奋试验：正常人的基础或兴奋后血浆皮质醇 ≥496.8nmol/L（18µg/dl）；继发性 ACI 者血浆皮质醇不上升。应注意当血浆皮质醇基础值为 441nmol/L（16µg/dl）时，要进一步行美替拉酮或胰岛素低血糖兴奋试验。

（3）连续性 ACTH 兴奋试验：采用 ACTH 静脉注射法，即 ACTH 25µg 加入5％葡萄糖溶液 500mL 中静脉滴注，每日均匀维持 8h，共 3～5d；或者连续静脉滴注 ACTH 48h，测定对照日及刺激日的 24h 尿游离皮质醇或 17-羟皮质类固醇。如连续刺激 3～5d 后尿游离皮质醇或 17-羟皮质类固醇反应低下，分别＜0.554µmol/24h（200µg/24h）或＜27.6µmol/24h（10mg/24h），则支持原发性慢性 ACI；而继发性 ACI 尿游离皮质醇或 17-羟皮质类固醇呈低反应或延迟反应。

（4）ACTH 诊断治疗试验：此试验用于病情严重且高度疑诊本病者，同时给予地塞米松（静脉注射或静脉滴注）和 ACTH，在用药前、后测血浆皮质醇，既有治疗作用，又可作为诊断手段。

（5）胰岛素低血糖试验：于上午 10 时，静脉注射胰岛素 0.11kg 后；0min、15min、30min、45min、60min、90min 和 120min 抽取血标本，同时测定 ACTH 和皮质醇。正常人血糖低于 2.2mmol/L（40mg/dl）时反应为兴奋后血皮质醇 ≥550nmol/L（20µg/dl），而继发性肾上腺皮质减退症者血 ACTH 和皮质醇不上升。重症患者或 ACI 表现明显者需慎用，以免引发低血糖昏迷。

（6）简化美替拉酮试验：于午夜口服美替拉酮 30mg/kg，次日上午 8 时测血浆 11-去氧皮质醇、皮质醇和 ACTH。正常人血浆 11-去氧皮质醇应≤232nmol/L（8µg/dl），以明确肾上腺皮质激素合成是否被抑制。正常反应为兴奋后血 11-去氧皮质醇上升≥203nmol/L（7µg/dl），ACTH 一般＞33pmol/L（150pg/mL）；而继发性 ACI 血 11-去氧皮质醇和 ACTH 不上升。

（7）肾上腺自身抗体测定：测定自身抗体最经典的方法是用牛或人肾上腺切片

做间接免疫荧光染色。有报道用放射标记的重组人 21-羟化酶简单结合分析法测定肾上腺自身抗体,其敏感性和特异性均较间接免疫荧光法为高。

四、诊断

1.早期诊断线索 临床上遇有下列情况时要想到 ACI 可能:①较长期的乏力、食欲减退和体重减轻;②血压降低或直立性低血压;③皮肤色素沉着或皮肤色素脱失;④不耐寒、便秘、闭经、腋毛和阴毛稀少;⑤性欲下降、阳痿和睾丸细小;⑥生长延缓和青春期发育延迟;⑦低血钠、高血钾;⑧空腹低血糖或口服葡萄糖耐量试验(OGTT)示低平曲线。但即使靠临床表现疑及 ACI,确诊需要实验室激素及内分泌功能检查,还应以此做进一步的疾病分型及病因诊断(原发性或继发性)。

2.诊断依据

(1)皮质醇基础值:清晨血皮质醇值<138nmol/L(5μg/dl)为肾上腺皮质醇功能减退症的诊断依据,而多次清晨血皮质醇测定值的平均值<276nmol/L(10μg/dl)则应进一步检查证实诊断;清晨血皮质醇值≥552nmol/L(20μg/dl)可排除本症,但目前尚无绝对可靠的鉴别分界值。

(2)快速 ACTH 兴奋试验:所有怀疑患 ACI 者都应行快速 ACTH 兴奋试验以确诊。若小剂量快速 ACTH 兴奋试验示肾上腺皮质储备功能受损,还应做其他试验确定疾病分型和病因。若快速 ACTH 兴奋试验正常则可排除原发性 ACI,但不能排除新近起病的继发性 ACI(如垂体术后 1～2 周),在这种情况下仅胰岛素低血糖兴奋试验或美替拉酮试验有助于诊断。行快速 ACTH 兴奋试验时用地塞米松静脉注射或静脉滴注,如此既可开始治疗又可同时进行诊断检查。

五、鉴别诊断

1.消瘦 ①慢性肝炎、肝硬化所致消瘦可检出肝炎病毒、肝功能异常等;②结核病、恶性肿瘤有全身消瘦、恶病质等,并可找到原发病灶;③甲状腺功能亢进症是引起消瘦的最常见内分泌疾病之一,根据典型的症状和体征及 T_3、T_4 可确诊;④糖尿病致消瘦可根据"三多一少"症状及空腹血糖(FPG)和 OGTT 确诊;⑤神经性厌食性消瘦无器质性病变。

2.低血压 ①黏液性水肿性低血压根据 T_3、T_4、TSH 及 TRH 兴奋试验可确诊;②嗜铬细胞瘤所致的低血压可表现为直立性低血压或高血压与低血压交替出现,血、尿 CA 及香草基杏仁酸(VMA)异常,可有冷加压试验、胰高血糖素试验异常,影像学检查可发现肾上腺皮质或肾上腺外肿瘤;③糖尿病患者易出现直立性低血压。

3.低血糖　应与胰岛素瘤性低血糖、肝源性低血糖、药源性低血糖等鉴别。

4.慢性纤维性肌痛症　慢性纤维性肌痛症是一种病因不明、常见于年轻妇女的肌肉、骨骼疼痛病症,主要临床表现特点为广泛的肌肉、骨骼疼痛,多发性压痛点,忧郁,疲乏和失眠,功能性致残,须排除其他疾病所致上述症状才能确诊,且由于其症状普遍被人忽略和不被理解易误诊。

5.慢性虚弱综合征　慢性虚弱综合征常见于 20～50 岁的妇女,以严重的乏力、肌痛、淋巴结病、关节痛、寒战、发热、运动后易疲乏为主要临床表现,其病因不明,可能和感染、免疫、神经及精神因素有关。具有遗传倾向,主要根据临床症状来诊断。

6.原发性、垂体性与下丘脑性 ACI 的鉴别

(1)血浆 ACTH 基础值:原发性 ACI 患者清晨 8 时血浆 ACTH 基础值高于正常,有时可高达 880pmol/L(4000pg/mL)以上。继发性 ACI 患者清晨 8 时血浆 ACTH 基础值可在正常低限或低于正常。检测 ACTH 的血标本必须在糖皮质激素治疗之前或短效糖皮质激素如氢化可的松治疗至少 24h 之后取样,否则 ACTH 水平可因糖皮质激素负反馈抑制作用而降低。如果在合适的时间抽取血标本以及 ACTH 测定方法可靠,血浆 ACTH 基础值可用来进行原发性 ACI 与继发性 ACI 的鉴别。

(2)连续性 ACTH 兴奋试验:连续性 ACTH 兴奋试验亦可用来鉴别原发性 ACI 与继发性 ACI。在连续性兴奋试验中,ACTH 持续缓慢刺激下,继发性 ACI 萎缩的肾上腺可恢复皮质醇分泌功能;而原发性 ACI 患者由于肾上腺被部分或完全破坏,因此对外源性 ACTH 刺激无反应。在连续性 ACTH 兴奋试验过程中或试验前至少 24h,糖皮质激素替代治疗可给予地塞米松 0.5～1.0mg/d,这种治疗可不影响试验结果。继发性 ACI 皮质醇分泌逐日增加,而原发性慢性 ACI 无明显变化。短时间内鉴别原发性 ACI 与继发性 ACI 首选 48h 连续性 ACTH 兴奋试验。

六、治疗

1.卫生保健教育　教育患者了解本病的性质,坚持终身激素替代治疗,包括长期生理剂量的替代和短期的应激替代治疗。平日采用补充适当的基础量(生理需要量);如发生并发症或施行手术等应激状态时,为防止危象,必须增量 3～5 倍或更高剂量。教育患者应随身携带疾病卡片,注明姓名、年龄、联系地址及亲人姓名,表明本人患有 ACI,如被发现意识不清或病情危重,要求立即送往医院急救。此

外,应随身携带皮质激素,以备必要时服用。

2.替代治疗　应遵循以下原则:①长期坚持;②尽量替代个体化合适的激素用量,以达到缓解症状为目的,避免过度增重和骨质疏松等激素不良反应;③对原发性肾上腺皮质减退症患者必要时补充盐皮质激素;④应激时应增加激素剂量,有恶心、呕吐、12h 不能进食时应静脉给药。生理剂量替代治疗时,补充糖皮质激素应模拟其昼夜分泌的生理规律,早晨服全日量的 2/3,下午服 1/3,并酌情补充盐皮质激素。

(1)糖皮质激素:氢化可的松为生理激素,对维持糖代谢和防治危象有重要作用;氢化可的松需经肝转变为皮质醇才能发挥作用,肝功能障碍者疗效差。氢化可的松常用量为每日 20～30mg(可的松为 25～37.5mg/d),模拟上述分泌周期给药。儿童患者用量不足时易发生危象,用量过大则引起发育延迟;一般开始量为每日 20mg/m^2,并按疗效加以调整。其潴钠作用较轻,重者需和盐皮质激素合用,补充适量食盐疗效更佳。日常生理替代用泼尼松,5～7.5mg/d,即上午 8 时前 5mg,下午 3 时前 2.5mg。

(2)盐皮质激素:如患者在服用适量的糖皮质激素和充分摄取食盐后还是不能获得满意疗效,仍感头晕、乏力、血压偏低者则需加用盐皮质激素。若盐皮质激素过量,患者可出现水肿、高血压,甚至发生心力衰竭。可供选择的盐皮质激素有①9α-氟氢可的松,每天上午 8 时 1 次口服 0.05～0.15mg。②醋酸去氧皮质酮(DOCA)油剂,每日 1～2mg 或隔日 2.5～5.0mg,肌内注射,适用于不能口服的患者。③去氧皮质酮缓释锭剂,每锭含 DOCA 125mg,埋藏于腹壁皮下,每日可释放0.5mg,潴钠作用持续 8 个月至 1 年。④去氧皮质酮三甲基酸,每次 25～50mg,肌内注射,潴钠作用持续 3～4 周。⑤中药甘草流浸膏,每日 20～40mL,稀释后口服,也有潴钠作用。

(3)雄激素:具有蛋白质同化作用,可改善周身倦怠、食欲缺乏和体重减轻等症。孕妇、充血性心力衰竭者慎用。目前临床上应用较多的有①苯丙酸诺龙 10～25mg,每周 2～3 次,肌内注射。②甲睾酮5.0mg,每日 2～3 次,舌下含服。

(4)ACI 外科手术时的激素替代治疗:首先纠正脱水、电解质紊乱和低血压,其次在进手术室以前应肌内注射氢化可的松 100mg。在麻醉恢复时给予肌内注射或静脉滴注氢化可的松 50mg,然后每 6h 注射 1 次至 24h。如果病情控制满意,则减至每 6h 肌内注射或静脉滴注氢化可的松 25mg,共 24h;然后维持此剂量3～5d。当恢复口服用药时注意补充氟氢可的松。如果有发热、低血压或其他并发症出现,应增加氢化可的松剂量至 200～400mg/d。

(5)孕妇的激素替代治疗:在糖皮质激素替代治疗问世之前,患 ACI 的孕妇病死率高达 35%～45%。目前在糖皮质激素替代治疗情况下,孕妇可顺利妊娠和分娩。糖皮质激素和盐皮质激素替代治疗剂量同平常,但某些患者在妊娠晚期(后 3个月)需适当增大激素剂量。分娩期间应维持水、电解质平衡,可给予氢化可的松25mg/6h 静脉滴注。若出现分娩时间延长,则应给予氢化可的松 100mg/6h 持续静脉滴注,分娩后 3d 激素可逐渐减至维持量。在妊娠早期有严重恶心和呕吐的患者,可能需要肌内注射地塞米松约 1mg/d。若患者不能口服,应给予醋酸去氧皮质酮油剂(2mg/d)肌内注射。

(6)病因治疗:因肾上腺结核所致的艾迪生病需要抗结核治疗。肾上腺结核可以是陈旧的,也可以是活动的,而且一般都伴有其他部位的结核病灶,特别是在糖皮质激素治疗后可能使旧结核病灶活动或使活动结核扩散,因此在艾迪生病无活动结核者初诊时应常规用 6 个月左右的抗结核治疗。自身免疫性肾上腺炎引起的艾迪生病如合并其他内分泌腺体或脏器受累时,应予以相应的治疗。

3.肾上腺危象的治疗

(1)补充皮质激素:当临床高度怀疑急性肾上腺危象时,在取血样送检 ACTH和皮质醇后应立即开始治疗,包括静脉给予大剂量的糖皮质激素,纠正低血容量和电解质紊乱,全身支持疗法和去除或处理诱因等。

(2)纠正脱水和电解质紊乱:一般认为肾上腺危象时总脱水量很少超过总体液量的 10%,估计液体量的补充约为正常体重的 6%,注意观察电解质和血气指标的变化,必要时补充钾盐和碳酸氢钠。应同时注意预防和纠正低血糖症。

(3)病因及诱因的治疗和支持疗法:应积极控制感染,去除诱因。病情控制不满意者多半因为诱因未消除或伴有严重的脏器功能衰竭,或肾上腺皮质危象诊断不确切,同时应给予全身性的支持疗法。

第四节　嗜铬细胞瘤

嗜铬细胞瘤起源于神经嵴,合成和分泌大量的儿茶酚胺,大多来源于肾上腺髓质的嗜铬细胞,部分来源于肾上腺外的嗜铬组织,称为肾上腺外的嗜铬细胞瘤,临床上表现为阵发性或持续性高血压及代谢紊乱症候群。

一、病因

散发型嗜铬细胞瘤的病因仍不清楚,家族型嗜铬细胞瘤则与遗传有关。有报道在多发性内分泌腺瘤病（MEN）（MEN-2A、MEN-2B）中的嗜铬细胞瘤有 1 号染色体短臂的缺失。也有人发现以上两者均有 10 号染色体 RET 原癌基因的种系（germ-line）突变，MEN-2A 表现为 RET 10 号外显子的突变。此突变可以编码细胞外蛋白质配体结合区域的半胱氨酸残基，从而影响细胞表面的酪氨酸激酶受体，而 MEN-2B 则有 10 号染色体 RETB 原癌基因突变，该突变影响细胞内蛋白质结合区域的酪氨酸激酶催化部位。酪氨酸激酶与细胞生长和变异的调节有关，从而导致易感人群发病。

二、临床表现

由于肿瘤所分泌的肾上腺素和去甲肾上腺素的种类、比例的不同及肿瘤大小的差异等，临床表现常多样化。一般肾上腺外嗜铬细胞瘤由于不能或很少分泌肾上腺素，故以高去甲肾上腺素血症和高神经肽类激素血症的临床表现为主，但肿瘤的部位不同其表现也有很大差异。

1. 高血压　高血压是嗜铬细胞瘤患者最常见的临床表现，可表现为阵发性、持续性或在持续性高血压的基础上有阵发性加重。发作期血压骤升，收缩压可达 40kPa（300mmHg），舒张压亦明显增高（可达 24kPa），一般在 26.7～33.3/13.3～20kPa；可因精神刺激、剧烈运动、体位变换、大小便、肿瘤被挤压迫而诱发；一般早期发作较少，随病程的延长越发越频，由数月或数周发作 1 次逐渐缩短为每天发作数次或 10 余次，最后可转化为持续性高血压伴阵发性加剧。有些患者病情进展较快，表现为严重高血压甚至是恶性高血压，可伴有视网膜血管病变、出血、渗出、视盘水肿、大量蛋白尿和继发性 ALD 增多症，严重时可有心肾衰竭，甚至危及生命。

2. "头痛、心悸、多汗"三联征　头痛、心悸、多汗是嗜铬细胞瘤高血压发作时最常见的 3 个症状，80％以上的患者有头痛，表现为严重的前额痛或枕部持续性或搏动性头痛，常较剧烈，呈炸裂样，多由高血压引起；心悸常伴有胸闷、胸痛、心前区压榨感或濒死感；有些患者平时即怕热多汗，发作时表现为大汗淋漓、面色苍白、四肢发冷，但有时也可表现为面色潮红伴有潮热感，多为肿瘤分泌肾上腺素所致。高血压发作时的"头痛、心悸、多汗"三联征对嗜铬细胞瘤的诊断有重要意义。

3. 嗜铬细胞瘤高血压危象　嗜铬细胞瘤高血压危象的特点表现为血压骤升达超警戒水平或高血压与低血压反复交替发作，血压大幅度波动，时而急剧升高，时而突然下降，甚至出现低血压休克。发作时多伴有全身大汗、四肢厥冷、肢体抽搐、神志障碍及意识丧失。有的患者在高血压危象时发生脑出血或急性心肌梗死，其发病机制可能是肿瘤在原有的高儿茶酚胺血症的基础上阵发性大量分泌释放儿茶酚胺,作用于血管中枢影响血管的收缩反射。

4.其他临床表现

(1)直立性低血压和休克:在未经治疗的高血压患者中,明显的直立性低血压可以提示诊断。

(2)心脏改变:在没有冠心病的患者常出现胸痛、心绞痛甚至急性心肌梗死,并且可伴多种心律失常,也可有充血性或肥厚性心肌病、充血性心力衰竭。

(3)代谢紊乱:儿茶酚胺使体内耗氧量增加,基础代谢率上升,出现不耐热、多汗、体重减轻等表现,有时可有发热;特别是在高血压危象发作时,产热大于散热,体温可升高 $1\sim3℃$,甚至有高热。儿茶酚胺在体内使血糖升高,25%～30%有糖耐量异常,肿瘤切除后血糖可恢复正常。高钙血症是一种较少见的并发症,可能与合并甲状旁腺功能亢进症有关,另外嗜铬细胞瘤分泌的甲状旁腺激素相关蛋白(PTHrP),也可引起高钙血症,肿瘤切除后血钙恢复正常。

(4)消化系统症状:可引起腹胀、腹痛、便秘,甚至结肠扩张;有时还可有恶心、呕吐。另外儿茶酚胺还可引起胃肠壁血管增殖性及闭塞性动脉内膜炎,以致发生肠梗死、溃疡出血、穿孔等,此时有剧烈腹痛、休克、出血等急腹症表现。儿茶酚胺还可使胆囊收缩减弱,Oddi 括约肌张力增高,引起胆汁潴留。分泌的血管活性肠肽(VIP)过多可导致严重腹泻和水、电解质平衡紊乱。

(5)泌尿系统:长期持续性高血压可使肾血管受损,引起大量蛋白尿,甚至肾功能不全。如嗜铬细胞瘤位于膀胱壁,则表现为排尿期或排尿后高血压危象发作,50%以上的患者可有无痛性血尿,症状出现往往较其他部位的嗜铬细胞瘤早,但儿茶酚胺增加的生化依据则不足,故诊断也较为困难。

(6)神经系统:患者多有精神紧张、焦虑、烦躁,严重者有恐惧感或濒死感,有的患者可出现晕厥、抽搐、症状性癫痫发作等精神、神经症状。

(7)腹部肿块:约 15%的嗜铬细胞瘤患者可扪及腹部肿块,扪诊时可诱发高血压的发作,如瘤体内出现出血和坏死时相应部位可出现疼痛或压痛。

(8)药物的影响:阿片制剂、组胺、ACTH、甲氧氯普胺、沙拉新和泮库溴铵等均可引起严重甚至是致死性的危象发作;吗啡类药物或胰高血糖素也可诱发危象;甲基多巴通过增加释放储存于神经末梢的儿茶酚胺而使血压增高;感冒药和缓解充血的药物常含有拟交感药物,可以引起发作;阻滞神经末梢摄取儿茶酚胺的药物如胍乙啶或三环类抗抑郁药可以增加循环中儿茶酚胺的生理作用,使血压增高;故在怀疑或已诊断的嗜铬细胞瘤患者,应避免使用这些药物。另在未诊断嗜铬细胞瘤的患者在急诊手术时,芬太尼和肌松药诱导麻醉也可导致危象发作;拟诊嗜铬细胞瘤的患者在未用肾上腺能受体阻滞药前,禁止做动脉插管造影。

(9)静止型嗜铬细胞瘤:临床无任何症状,常在其他疾病检查或健康体检时偶尔被发现,在特殊情况下(如手术刺激)可诱发嗜铬细胞瘤性高血压。

三、辅助检查

1.生化检查

(1)尿儿茶酚胺测定:尿儿茶酚胺和儿茶酚胺代谢产物明显增加,即可诊断为嗜铬细胞瘤,为了提高诊断的可信度,收集尿液测定儿茶酚胺及其代谢产物至少应2次以上。

(2)尿甲氧基肾上腺素(MN)和甲氧基去甲肾上腺素(NMN)的总和(TMN)测定:MN 和 NMN 分别是肾上腺素和去甲肾上腺素的中间代谢产物,正常人尿排泄 MN 和 NMN 总量$<7\mu mol/d(1.3mg/d)$,其中 $MN<2.2\mu mol/d(0.4mg/d)$,NMN $<5\mu mol/d(0.9mg/d)$;嗜铬细胞瘤的患者排出量可达正常上限的 3 倍或更高。

(3)尿香草基杏仁酸(VMA)和高香草酸(HVA)测定:VMA 是肾上腺素和去甲肾上腺素的代谢终产物,正常值$<35\mu mol/d(7.0mg/d)$。HVA 是多巴的代谢终产物,其正常值$<45\mu mol/d(7mg/d)$,VMA 和 HVA 受外源性儿茶酚胺的影响较小。

(4)血浆儿茶酚胺测定:价值有限,虽然很多嗜铬细胞瘤的患者血浆基础儿茶酚胺水平增加,但其与应激和焦虑患者的血浆水平有重叠,一般在临床上高度怀疑嗜铬细胞瘤而尿液儿茶酚胺及代谢产物测定值处于临界线时采用,如血浆基础儿茶酚胺$>12nmol/L$ 支持诊断。

(5)血浆神经肽类及酶类测定:血浆嗜铬粒蛋白-A 对本病的诊断敏感性为83%,特异性 96%,但在肾衰竭的患者中其诊断价值降低。如嗜铬细胞瘤患者血浆中多巴浓度明显增高,则提示恶性肿瘤的可能性大。神经元特异性烯醇化酶(NSE)在良性嗜铬细胞瘤患者血浆中正常,在 50% 的恶性嗜铬细胞瘤患者的血浆中明显增高,因此测定血浆 NSE 水平有助于鉴别良、恶性嗜铬细胞瘤。

2.药理试验   药理试验分为激发试验和抑制试验。由于药理试验的敏感性和特异性均欠佳,并有潜在的危险性,加之目前生化检查的快速发展,有些药理试验已趋淘汰。

(1)激发试验:适用于临床上疑为嗜铬细胞瘤的阵发性高血压患者,发作间歇期或较长时间未观察到发作而不能确诊或排除的患者。对持续性高血压、有心脏器质性疾病、年龄较大或耐受能力差者不宜进行激发试验,以免发生意外。血、尿儿茶酚胺及其代谢产物测定明显增高者不必做此试验。此外为防止试验意外,在试验前应建立静脉通路,准备好 α 肾上腺受体阻滞药酚妥拉明备用。一般血压＞22.7/14.7kPa(170/110mmHg)者不宜做激发试验。

①冷加压试验:试验前停用降压药 1 周,停服镇静药 48h。试验日患者先安静卧床 30min,然后每隔 5min 测一次血压,待血压平稳后将患者左手腕关节以下浸入 4℃冷水中,1min 后取出;自左手浸入冷水时开始计时,分别于第 30、第 60、第 90、第 120s 及第 3、第 5、第 10 和第 20min 各测右臂血压一次。正常人浸冷水后,血压平均较对照值升高 1.6/1.5kPa(12/11mmHg),正常较强反应者可升高 4.0/3.3kPa(30/25mmHg)。

②组胺试验:试验前空腹 10h 以上,停服所有药物。在冷加压试验后患者血压下降到冷加压试验前的基础值时,排尿并记录时间,开始快速静脉推注组胺基质 0.05mg(磷酸组胺0.14mg溶于 0.5mL 生理盐水中),注射后 3min 内每 30s 测一次血压、心率,随后每分钟测一次直至 10min。注射组胺后 30s 内,血压先下降,然后急剧上升,如血压升高＞8.0/5.3kPa(60/40mmHg)或较冷加压试验的最高值高 2.7/1.3kPa(20/10mmHg),并伴有典型发作症状,持续 5min 以上则为阳性反应,提示嗜铬细胞瘤的诊断。此时应立即抽血测定血浆儿茶酚胺,并留 4h 尿送尿儿茶酚胺及其代谢产物测定,然后立即静脉推注酚妥拉明 5mg 以缩短发作时间,降低血压,防止心、脑血管意外的发生。此试验阳性率为 80％左右。

③胰高血糖素试验:实验前空腹 10h 以上,停服所有药物。先做冷加压试验,在冷加压试验后患者血压下降到冷加压试验前的基础值时,于一侧上臂测血压,另一侧静脉滴注生理盐水以保持静脉通路,待血压稳定后,快速静脉推注胰高血糖素 1mg,注射前及注射后 3min 分别取血,并在注射后 10min 内每分钟测一次血压、心率,因胰高血糖素仅刺激嗜铬细胞瘤分泌儿茶酚胺,对正常肾上腺髓质无刺激作用,故注药后 3min 内,如血浆儿茶酚胺浓度增加 3 倍以上,血压较冷加压试验最高值增高 2.7/2.0kPa(20/15mmHg),则为阳性反应,可诊断为嗜铬细胞瘤。如注射胰高血糖素后血压很快升高,可静脉注射 5mg 酚妥拉明以阻断高血压发作。此试验敏感性为 83％,特异性约 96％,但阴性结果不能排除本病的诊断,目前国外主要采用此激发试验。

④甲氧氯普胺试验:甲氧氯普胺是很强的促儿茶酚胺释放的药物,试验时可先静脉推注甲氧氯普胺 1mg,如无反应,再试用 10mg。观察注射前后的血压、脉搏及血浆儿茶酚胺变化,嗜铬细胞瘤患者注射甲氧氯普胺后,血压上升、脉搏加快,血浆儿茶酚胺提高。本试验较少应用,其诊断价值有待进一步观察。

⑤酪胺试验：酪胺激发试验由于有较高的假阳性和假阴性反应，目前较少使用。

（2）抑制试验：适用于持续性高血压、阵发性高血压发作期或上述激发试验阳性的患者，当血压高于 22.7/14.7kPa(170/110mmHg)或血浆儿茶酚胺水平中度升高时实行。

①酚妥拉明试验：试验前 48h 停用降压药、镇静药及催眠药，试验时患者安静平卧 20～30min，静脉滴注生理盐水，每 2～5min 测一次血压、心率，血压稳定在 22.7/14.7kPa(170/110mmHg)或以上者方可开始试验。静脉推注酚妥拉明 5mg（可溶于 1～2mL 生理盐水中），注药后每 30s 测血压、心率一次，共 3min，以后每分钟测血压、心率一次至 10min，于第 15、第 20min 再各测一次血压、心率直到血压恢复至基础水平。如注射酚妥拉明 2～3min 后血压较注药前下降 4.7/3.3kPa(35/25mmHg)，并且持续 3～5min 或更长时间者为阳性反应，高度提示嗜铬细胞瘤的诊断。同时测定血浆和尿中的儿茶酚胺浓度，对诊断更有帮助。一般注药后 1～2min 出现的血压下降被认为是非特异性的。此项试验阳性率约 80%。

②可乐定（氯压定）试验：可乐定是作用于中枢的 α_2 肾上腺能激动药。α_2 受体被激活后，儿茶酚胺释放减少，故可乐定抑制神经源性儿茶酚胺的释放。患者安静平卧，先行静脉穿刺并保留针头以备采取血标本，于 30min 时采取血液作为儿茶酚胺对照值，然后口服可乐定0.3mg，服药后第 1、第 2、第 3h 分别采血测定儿茶酚胺水平。大多数原发性高血压患者于服药后血压可下降。

3.影像学检查　肿瘤定位常在生化检测确诊有嗜铬细胞瘤后，但对于临床表现不典型的患者可以先做定位检查，目前用于嗜铬细胞瘤定位的方法有 CT 扫描、MRI、[123]I 间碘苄胍啶(^{123}I-MIGB)或[131]I 间碘苄胍啶(^{131}I-MIGB)闪烁扫描、放射性体层扫描和正电子发射体层扫描（PET）以及动脉造影和静脉造影（结合或不结合静脉血浆儿茶酚胺测定），但基本上已被无创性方法所替代。

（1）CT 扫描：可清楚地把肾上腺内的病灶从正常的腺体组织中区分出来。由于诊断时肿瘤直径往往＞2cm 以上、并常有出血和坏死区域，所以常不需要增强对照扫描。嗜铬细胞瘤瘤体在 CT 片上呈圆形或类圆形软组织块影，密度常不均匀，恶性者一般瘤体较大，外形不规则且密度不均匀，可有周围组织浸润和远处转移。如果显影为正常肾上腺，则基本上可排除肾上腺内嗜铬细胞瘤（不能排除弥漫性嗜铬细胞增生症）。如果必须使用增强对照剂时，应先使用 α 肾上腺素能阻滞药和 β 肾上腺能阻滞药，以免诱发儿茶酚胺释放而导致危象发作。一般使用增强剂后诊断更可靠，由于肠襻和肿瘤都是透 X 线的，对于腹膜后主动脉旁的肿瘤可以使用口服不透 X 线的造影剂使消化道不透 X 线；心包内肿瘤较难发现,可使用慢速动态 CT 扫描,使肿瘤与相连的心血管结构的密度比增大而较易发现。对于膀胱内的嗜铬细胞肿瘤不需任何增强,因为肿瘤在充满尿液的膀胱内是高密度的。CT 诊断定位的敏感性为 $85\%\sim98\%$,特异性约 70%。

(2)B 型超声波:敏感性低于 CT 或 MRI,不过对肾上腺外(如腹腔、盆腔、膀胱等)部位的嗜铬细胞瘤进行初步筛选有较大的实用价值,在儿童中因其腹膜后脂肪较少而实用价值较大,但超声波探头的加压可能引起发作。在嗜铬细胞瘤的诊断被排除前不应进行肾上腺肿块的穿刺活检,以免引起高血压危象。

(3)MRI(磁共振显像):可显示肿瘤的解剖部位、与周围组织的关系以及某些组织学特征。嗜铬细胞瘤在 T_1 显像中呈低密度,在 T_2 显像中呈高密度表现,肿瘤有出血时 MRI 表现为典型的出血征象;反过来由于有出血,在 T_1 显像时肿块内可有增强的信号。用钆-DTPA 增强显像可见到肿块内血管增多,并且肿块变得更清晰。MRI 敏感性为 $85\%\sim100\%$,特异性约 67%。在一般情况下,MRI 优于 CT,特别是在妊娠妇女,因无 X 线的影响而更加适用可靠。

(4)[123]I 间碘苄胍啶或[131]I 间碘苄胍啶闪烁扫描(^{123}I-MIBG 或[131]I-MIBG):MIBG 是胍乙啶的芳烷基衍生物,其结构与去甲肾上腺素相似,能被肿瘤组织的小囊泡摄取并储存,集中于嗜铬细胞中使之显像。对于有功能的嗜铬细胞瘤,用[123]I 或[131]I 标记后静脉注射可有阳性显像,故能对嗜铬细胞瘤同时进行定性和定位诊断。

肾上腺皮质肿瘤与髓质肿瘤的鉴别相当困难,一般的影像检查几乎无法鉴别两类肿瘤;另一方面,有时又可发生皮质—髓质同时增生或混合瘤,除了临床表现和实验室检查外,较好的鉴别手段是[11]C-metomidate 核素 PET 扫描检查。[11]C-metomidate 为肾上腺皮质细胞 11β-羟化酶的示踪剂,故用此法能较好地将肾上腺皮质和髓质病灶分开,并且有助于皮质瘤、皮质癌、皮质结节性增生、嗜铬细胞瘤和髓质髓脂瘤和囊肿等的鉴别,不过[11]C-metomidate 扫描的最大优点是鉴定皮质病变。

(5)下腔静脉插管分段取血测血浆儿茶酚胺水平:当定性诊断确诊为嗜铬细胞瘤而上述定位检查未能发现肿瘤时,可采用此方法。如果一侧肾上腺静脉中去甲肾上腺素水平明显增高,须考虑诊断嗜铬细胞瘤,但应注意右肾上腺静脉较短,易被下腔静脉血稀释,故最好同时测定血浆皮质醇作为对照以判断有无稀释。应注意在操作时有诱发高血压危象发作的可能,必须准备酚妥拉明并建立静脉通道。

(6)其他:如能判断肾上腺素和去甲肾上腺素的分泌比例对定位诊断有帮助,除肾上腺内或主动脉体的肿瘤外,其他部位的嗜铬细胞瘤均以分泌去甲肾上腺素为主。近年来用 11-碳-羟基麻黄碱和奥曲肽作为标记物使嗜铬细胞瘤显影,放射性体层扫描,正电子发射示踪 X 线体层扫描(PET)用于肿瘤定位均有报道,但尚未广泛应用于临床。

对于定位诊断,目前首选 CT,而对于肾上腺和肾上腺外的肿瘤,CT 和 MRI 均可以获得肿瘤所在部位的解剖细节而有利于手术,且 MRI 优于 CT,特别是对于心脏和血管旁的肿瘤,MRI 可以显示胸腔内和心包肿瘤对心脏和血管的侵犯情况,所以若 CT 已发现肿瘤,术前应再做 MRI。

四、诊断

1.早期诊断线索　在临床上,遇有下列情况要想到本病的可能:①任何类型的高血压患者,尤其是中青年患者及儿童患者;②直立性低血压或血压的波动性大(血压可正常或升高);③多汗、潮热、不耐热、心悸等症状不能用甲状腺功能亢进症或神经官能症解释时;④OGTT 异常,但不伴有高胰岛素血症;⑤消瘦原因不明者;⑥高钙血症;⑦使用甲基多巴、组胺、甲氧氯普胺(胃复安)、胍乙啶类药物、吗啡类药物出现无法解释的高血压;⑧肾上腺肿块;⑨家族成员中患有本病或 MEN 者;⑩意外发现肾上腺"肿块"。

2.诊断步骤

(1)病史及临床表现:如有以下病史及临床表现者,应高度考虑嗜铬细胞瘤的可能。①阵发性或持续性高血压患者,伴头痛、心悸、多汗、面色苍白及胸腹部疼痛、紧张、焦虑及高代谢症状。②患急进型高血压或恶性高血压的青少年患者。③原因不明的休克,高血压、低血压反复交替发作,阵发性心律失常,体位改变或排大、小便时诱发血压明显增高。④在手术、麻醉、妊娠、分娩过程中出现血压骤升或休克,甚至心搏骤停者;按摩或挤压双侧肾区或腹部而导致血压骤升者。⑤常规服用抗高血压药物治疗血压下降不满意或仅用 β 肾上腺能阻滞药治疗反而使病情加重。⑥有嗜铬细胞瘤、多发性内分泌腺瘤的家族史;或伴有甲状腺髓样癌、神经纤维瘤、黏膜神经瘤或其他内分泌腺瘤的高血压患者。

(2)测定血、尿儿茶酚胺及代谢产物:如有上述情况之一者,收集 24h 尿液测定尿儿茶酚胺及代谢产物 TMN(MN＋NMN)、VMA 及 HVA,抽血测血浆儿茶酚胺,如尿儿茶酚胺及代谢产物和血浆儿茶酚胺超过正常上限 3 倍则可拟诊为嗜铬细胞瘤。

(3)药理试验:如有上述临床表现,尿儿茶酚胺及代谢产物、血浆儿茶酚胺处于临界水平时,可考虑做药理试验。血压≥22.7/14.7kPa(170/110mmHg)者做抑制试验,血压＜22.7/14.7kPa(170/110mmHg)者可考虑做激发试验,药理试验阳性支持嗜铬细胞瘤的诊断。药理试验有潜在的危险性,应建立静脉通道并准备抢救药品。

(4)定位诊断:如生化测定支持嗜铬细胞瘤的诊断,则首选 CT 扫描进行定位诊断,必要时做 MRI,如 CT 及 MRI 为阴性时,则考虑[123]I-MIBG 或[131]I-MIBG 闪烁扫描。

五、鉴别诊断

1.高血压

(1)原发性高血压:某些原发性高血压患者伴有交感神经功能亢进的特征,如心悸、多汗、焦虑和心排血量增加,另一方面由于交感神经系统活动的增加又可以导致某些个体发生高血压,所以部分患者血和尿儿茶酚胺水平可略高,此时应做可乐定试验以鉴别儿茶酚胺增高是由于交感兴奋引起的,还是嗜铬细胞瘤分泌释放儿茶酚胺所致。一般高血压交感神经兴奋所致的儿茶酚胺增高可被可乐定抑制,嗜铬细胞瘤所致的儿茶酚胺增高则不被抑制。某些原发性高血压患者血压波动较大,也难以与早期嗜铬细胞瘤鉴别,可测定血、尿的儿茶酚胺及代谢产物,必要时可做药理试验。

(2)肾源性高血压:一般有蛋白尿、血尿、水肿以及肾功能障碍等肾损害的依据,并可有继发性贫血。肾血管性高血压在患者腹部可闻及血管杂音,动脉多普勒检查和肾动脉造影可发现狭窄的肾动脉。以上两者一般无明显的交感神经兴奋表现,血、尿儿茶酚胺及代谢产物正常。

(3)皮质醇增多症和原发性 ALD 增多症:两者均可引起高血压,并且都可发现肾上腺肿块,必须与嗜铬细胞瘤鉴别。皮质醇增多症患者多有向心性肥胖、满月脸、水牛背、皮肤紫纹及痤疮等。尿 17-羟皮质类固醇及血、尿皮质醇均增加,并不被小剂量地塞米松抑制。原发性 ALD 增多症有低血钾、高血钠、水肿、碱血症、多尿等水、电解质酸碱平衡紊乱的表现,血 ALD 增高,而尿儿茶酚胺及代谢产物水平正常。

(4)颅内压增高所致高血压:神经系统疾病所致的高血压多由颅内损害导致颅内压增高引起。特别是颅后窝肿瘤、蛛网膜下腔出血、间脑性或自发性癫痫均可使颅内压升高而导致血压升高和儿茶酚胺释放增多,需与嗜铬细胞瘤鉴别。患者往往有神经系统的临床表现及异常脑电图,一般不难鉴别。不能忽视嗜铬细胞瘤患者在高血压发作时可出现蛛网膜下腔出血和颅内出血,血及尿儿茶酚胺及代谢测定有助鉴别。

（5）药物：使用单胺氧化酶（MAO）抑制药患者的加压反应与嗜铬细胞瘤发作较难鉴别；停用可乐定也可引起加压反应；苯丙胺、可卡因、麻黄碱、异丙肾上腺素、间羟胺（阿拉明）等药物也可产生类似嗜铬细胞瘤的反应。在这些情况下交感神经系统的活性均增加，其血和尿儿茶酚胺都可能增高。此时应认真询问服药史，并停药观察，必要时可做可乐定试验以资鉴别。

2.体重减轻　嗜铬细胞瘤患者基础代谢率上升，可出现怕热、多汗、体重下降等高代谢症候群，应与甲状腺功能亢进症鉴别，少数嗜铬细胞瘤患者在高血压发作时可因甲状腺充血致甲状腺增大而误诊为甲状腺功能亢进症。甲状腺功能亢进症患者有明显的高代谢症候群，并且也可有高血压，但甲状腺功能亢进症时血压往往是轻度增高，以收缩压升高为主，舒张压正常或下降，而嗜铬细胞瘤患者的收缩压和舒张压均明显增高。鉴别困难时可测定 FT_3、FT_4、TSH、TSAb 以及血与尿的儿茶酚胺与代谢产物等。

3.精神性疾病　精神病患者在焦虑发作时常伴有过度换气，特别是伴有高血压的患者易与嗜铬细胞瘤混淆，应多次收集 24h 尿液测定儿茶酚胺及其代谢产物。

4.更年期综合征　更年期妇女在绝经前、后常有心悸、多汗、发热、焦虑、血压波动等类似嗜铬细胞瘤的症状，应仔细询问病史，特别是月经史，血压高时查血和尿儿茶酚胺及代谢产物水平，必要时可借药理试验鉴别。

5.冠心病　冠心病患者心绞痛发作时，血压可以突然急剧上升，且可伴有心悸、心动过速、大汗淋漓等交感兴奋的症状，而嗜铬细胞瘤患者的高血压发作时也可有心绞痛，ECG 可表现为心肌缺血，并可有心律失常，此时应观察其对硝酸甘油等药物的反应，并做心脏 B 超、血及尿儿茶酚胺测定鉴别，冠脉造影可明确诊断。

6.肾上腺髓质增生　临床表现上肾上腺髓质增生与嗜铬细胞瘤相似，发作时血、尿儿茶酚胺及代谢产物水平均升高，但定位检查无肾上腺肿瘤，确诊须经病理检查证实。

7.副神经节瘤　副神经节瘤多发生于头颈部的颈动脉体或颈静脉球，绝大部分为良性，单发为主，多发性者罕见，出现血管阻塞、脑神经受损、听力下降等情况时须手术治疗。下列情况下本征可出现全身表现，应与嗜铬细胞瘤鉴别。①多灶性，双侧性。②与 MEN 并存或成为 MEN 的表现之一（家族性副神经节瘤），并常伴有甲状腺髓样癌或偶尔伴有嗜铬细胞瘤。如疑有此种可能，需做肾上腺、甲状腺、胸部和颈部的 MRI 检查。③副神经节瘤发生转移（颈部淋巴结或远处转移）时。其临床表现可能更具特殊性。Cheng 等总结 Mago 医院 53 年中收治的 16 例膀胱副神经节瘤资料,成年女性多见,以高血压和血尿为常见症状,肿瘤细胞 DNA 为非整倍体型。其高血压表现应与肾上腺及膀胱的嗜铬细胞瘤鉴别。

8.肾上腺"意外瘤" 意大利内分泌学会在全国开展了一项肾上腺瘤的回顾性调查,1980—1995 年,在 26 个医疗中心共发现 1096 例患者(可供分析总结者 1004 例),男性 420 例,女性 584 例,年龄 15～86 岁(平均 58 岁),意外瘤 0.5～25cm(平均 3cm),85% 无激素分泌功能,9.2% 为亚临床型库欣综合征,4.2% 为轻型嗜铬细胞瘤,1.6% 为轻型 ALD 瘤。其中 380 例接受手术治疗,198 例为皮质腺瘤(52%),47 例为皮质癌(12%),42 例为嗜铬细胞瘤(11%),肿瘤直径≥4.0cm 者绝大多数为恶性(93%)。嗜铬细胞瘤患者中仅 43% 有高血压,86% 患者的尿儿茶酚胺增加。资料表明,凡发现肾上腺意外瘤的患者,不论有无高血压症状,都必须考虑嗜铬细胞瘤的可能,但许多有创性检查可诱发肿瘤(如轻型或静息型嗜铬细胞瘤)突然释放大量儿茶酚胺,导致危象的发生。因此,在诊断程序上,应先做无创性检查如 24h 尿中儿茶酚胺及其代谢物含量,若为阴性结果再做激发试验如甲氧氯普胺兴奋试验或 MIBG 显像检查。肾上腺髓质增生可分为双侧性(MEN-2A)或单侧性(MEN 或原因不明),临床和实验室检查均支持嗜铬细胞瘤诊断而未能做出定位诊断时,要想到本征的可能。增生灶可为弥漫性或结节状,CT、MRI 均可能无异常发现,但 ^{123}I-MIBG 可见患侧肾上腺摄取 [123]I 增多,这些患者往往是典型结节性增生和嗜铬细胞瘤的早期表现,可疑患者必须行 DNARET 基因分析及 G 蛋白基因突变分析。

9.MEN 高危人群筛查 对 MEN-2A 型患者的家族必须进行 DNA 筛查,以早期发现无症状性突变基因携带者,并可进一步从分子水平明确 MEN 的诊断。RET 原癌基因中的外显子 10 和 11 的突变,如密码子 611 突变(TGC→TAC)与本征有病因联系,其临床表现为甲状腺髓样癌、嗜铬细胞瘤和甲状旁腺功能亢进症。Kroustrup 等用 PCR 技术来诊断突变的 RET 基因,简单而准确,未发生假阳性或假阴性。

10.糖尿病 嗜铬细胞瘤可并发高血糖症,有的需用胰岛素治疗,如嗜铬细胞瘤为肾上腺外性,尤其在颈、胸部,常规肾上腺影像检查阴性时,可长期误诊为糖尿病。

11.酒精中毒戒断反应 慢性酒精中毒在戒除酒精时可出现严重高血压,其临床表现酷似嗜铬细胞瘤,甚至酚妥拉明试验可呈阳性反应,但当戒断反应减轻后,症状可逐渐消失。

六、治疗

手术切除是嗜铬细胞瘤最终的治疗手段,一经确诊,应争取尽早手术,以免因高血压危象反复发作而危及生命。但在手术前必须进行一段时间(一般为2周)的肾上腺能受体阻滞治疗,以抑制过度受刺激的交感神经系统,恢复有效血容量,提高患者的手术耐受力。

1.手术前治疗   手术成功的关键是充分的术前准备,术前应常规给予药物治疗。

(1)α肾上腺能受体阻滞药:嗜铬细胞瘤的诊断一旦成立,患者应立即接受α肾上腺能受体阻滞药治疗。

①首选酚苄明(氧苯苄胺),该药为长效、非选择性、非竞争性的α受体阻滞药。口服作用可以累积,并可持续数天,常用于手术前准备。起始剂量为10mg,每12h1次,然后每数天增加10mg,直到发作停止、血压控制。大部分患者需40～80mg/d才能控制血压,少数患者需要200mg/d或更大剂量。术前使用酚苄明一般应在2周以上。控制满意的标准是:持续性高血压患者的血压控制到正常或大致正常,高代谢症候群改善,体重增加,出汗减少,血容量恢复;阵发性高血压发作停止。间歇性高血压的患者,剂量应在发作间歇期确定。服药期间应每天多次观察立、卧位血压。本药的不良反应有鼻黏膜充血、鼻塞、心动过速、直立性低血压等。

②酚妥拉明是短效的非选择性的α肾上腺能受体阻滞药,对$α_1$和$α_2$受体的阻断作用相等,其作用迅速,半衰期短,需反复静脉注射或静脉滴注,用于高血压危象发作时、手术中控制血压,不适用长期治疗和术前准备。

③哌唑嗪、特拉唑嗪、多沙唑嗪都是选择性$α_1$受体阻滞药,也可用于嗜铬细胞瘤的术前准备。

④乌拉地尔作为一种α受体阻滞药,也可用作术前准备。

(2)β肾上腺能受体阻滞药:用α受体阻滞药治疗后,β肾上腺能活动相对增强,可以导致心动过速、心肌收缩力增强、心肌耗氧量增加,此时可加用β肾上腺能受体阻滞药阻断心肌β受体,使心率减慢,心排血量减少,血压下降。但β受体阻滞药必须在α受体阻滞药起作用以后使用,否则β受体阻滞药可以阻断β受体所介导的骨骼肌血管舒张作用,导致血压升高,并能导致高血压危象的发作。当肿瘤分泌的主要是肾上腺素时,这种现象更加明显,故强调在使用α受体阻滞药后出现心动过速时开始使用β受体阻滞药。通常以小剂量开始,然后根据心率调整剂量。

β受体阻滞药除控制心率外,还可以阻止产热、减少出汗、缓解心绞痛,但有时可诱发心力衰竭。常用的β受体阻滞药有普萘洛尔、阿替洛尔(氨酰心安)、美托洛尔(美多心安)等,后两者为选择性β_1受体阻滞药,无明显的抑制心肌收缩力的作用。并非所有的嗜铬细胞瘤患者都需加用β受体阻滞药,一般仅在α受体阻滞药使用后出现心动过速和室上性心律失常时使用。

(3)儿茶酚胺合成抑制药:甲基酪氨酸是酪氨酸羟化酶的竞争性抑制药,可阻断儿茶酚胺合成过程中的限速反应,使儿茶酚胺合成减少。在嗜铬细胞瘤的患者,可降低术前及术中血压,减少术中血量丢失和输血量。起始剂量为0.25g,每6～8h 1次,根据血压及血、尿儿茶酚胺的水平来调整剂量,一般使用剂量为1.5～4g/d,可抑制儿茶酚胺合成量的50%～80%。此药目前已用于术前准备和非手术患者的长期治疗,不良反应为嗜睡、抑郁、消化道症状,少数老年患者可有锥体外系症状,停药或减量后以上症状可消失。

(4)生长抑素及类似物:生长抑素可抑制内分泌细胞及外分泌细胞的生长和功能,但目前尚缺乏有关的临床试验。

(5)补充血容量:血压基本控制后,患者可高钠饮食,必要时在手术前静脉输注血浆或其他胶体溶液,血容量恢复正常后,发生直立性低血压的频率和程度可明显减轻。如考虑使用氟烷麻醉,术前应输血浆或红细胞300～400mL。

(6)其他降压药治疗:钙通道阻滞药适用于伴有冠心病和儿茶酚胺心肌病的嗜铬细胞瘤患者。血管紧张素转化酶抑制药(ACEI)对嗜铬细胞瘤高血压也有一定的降低作用。硝普钠是扩张周围血管、降低外周阻力使血压下降,可用于嗜铬细胞瘤高血压危象发作时或手术中血压持续增高时的抢救。

2.手术中处理

(1)术式选择

①腹腔镜下肿瘤切除术:一般适合于治疗直径<6cm的肾上腺肿瘤,但有时可诱发高血压危象。对于较大肿瘤,由于其恶变可能性大,操作困难,故常不考虑行腹腔镜下切除术。

②经腹肿瘤切除术:如肿瘤限于一侧,则行一侧肾上腺切除术。如为双侧肾上腺肿瘤,可切除双侧肾上腺,同时补充外源性糖皮质激素。

(2)麻醉注意事项:嗜铬细胞瘤患者的麻醉原则是:①避免抑制心脏的泵血功能;②不使交感神经系统的兴奋性增加;③有利于术中高血压危象发作的治疗;④有利于肿瘤切除后低血压的恢复。麻醉前禁用阿托品、吗啡以及某些肌松药如氯筒箭毒碱等,麻醉前用药可使用东莨菪碱和苯巴比妥,肌松药可用氯琥珀胆碱和泮库溴铵。

（3）手术注意事项：手术中应持续监测血压、心率、中心静脉压和心电图，有心脏疾病的患者应监测肺动脉楔压，仔细记录失血情况，控制输液速度（包括盐水、清蛋白和血浆），输入量一般应等于失血量，术中如出现高血压发作，可静脉注射 $1\sim$ 5mg 酚妥拉明或持续静脉滴注酚妥拉明或硝普钠，如出现心率显著加快和心律失常，可静脉注射 $0.5\sim1mg$ 普萘洛尔，但必须同时使用 α 受体阻滞药，否则会引起血压极度升高。如对普萘洛尔反应不佳可加用利多卡因。肿瘤切除后血儿茶酚胺浓度急剧下降，血管床扩张，有效血容量骤减，常可导致低血压，因此肿瘤切除后应立即停用 α 受体阻滞药，并补充血容量，使中心静脉压维持在正常范围内，必要时使用血管收缩药物。

第五节　肾上腺意外瘤

肾上腺意外瘤（AI）是指因肾上腺以外的疾病或健康体检时行影像学检查而意外发现的肾上腺占位病变，由 Geelhod 在 1982 年首先提出。随着医学影像学的不断发展，肾上腺意外瘤的检出率逐渐增高。肾上腺意外瘤诊断的关键是鉴别出其中的高功能性肿瘤和恶性肿瘤。

据大宗 CT 检查病理的研究报道，肾上腺意外瘤的患病率为 $1.3\%\sim4.3\%$。而大宗的尸检报道为 $1.4\%\sim8.7\%$。尸检时发现肾上腺意外瘤最高达 32%。大多数作者报道的发病率为 $1.4\%\sim2.0\%$。男、女发病无显著差异，高峰年龄同国内近年陆续报道的一致，为 $40\sim60$ 岁，病变为右侧居多。多数意外瘤为良性，而且无功能。约 10% 为高功能性肿瘤或恶性肿瘤。功能性肿瘤常为亚临床型，即无肾上腺功能异常临床表现，仅激素水平异常。

一、分类

（1）肾上腺皮质腺瘤、结节样增生、癌。

（2）肾上腺髓质嗜铬细胞瘤、神经节瘤、成神经节细胞瘤、神经细胞瘤、癌。

（3）其他肾上腺肿瘤，如髓脂瘤、肌脂瘤、肌瘤、纤维瘤、淋巴瘤、错构瘤、畸胎瘤等。

（4）囊肿和假性囊肿。

（5）血肿和出血。

（6）感染和肉芽肿。

（7）各种转移癌。

（8）假性肾上腺意外瘤。

（9）肾上腺髓外造血。

二、诊断

1.病史和体格检查　多缺乏相应的病史及体征,部分患者可有肾上腺外的非特异性症状,如腹痛、肝区不适、肢体痛及肾病等。见于伴有肾上腺疾病的遗传综合征,如嗜铬细胞瘤可见于 2 型多发性内分泌腺瘤病等。一旦发现肾上腺明显病变后,应该详细询问病史,如有无高血压、心脏病、糖尿病、性功能障碍、月经失调及软瘫等病史。如有这方面的病史,则应考虑到功能性肾上腺瘤并行针对性检查。还应询问有无其他部位肿瘤病史,以排除肾上腺意外瘤为转移瘤。

2.影像学检查　是发现和诊断肾上腺意外瘤的主要方法。某些具有特殊表现的肾上腺意外瘤,仅通过影像学检查便可做出明确诊断,但大部分肾上腺意外瘤的影像学表现是非特异性的,需结合其他检查如内分泌功能及组织活检等明确。

（1）腹部超声可发现直径＞10mm 的肾上腺意外瘤,虽然它不能准确判断肾上腺意外瘤的大小及形态,但其探测的肿瘤大小与 CT 所测的肿瘤大小密切相关。因此,对已确诊的患者用超声进行随访不失为一种经济、有效而简便的方法,尤其对右肾上腺意外瘤的患者。内镜超声较腹部超声能更准确地探测左侧肾上腺肿瘤。

（2）CT 检查是最有价值的肾上腺检查技术,可发现直径 5mm 以上的肿块。进行肾上腺检查可做 0.7mm 的连续扫描。CT 特征可用于鉴别肾上腺腺瘤与癌。CT 影像显示腺瘤多为圆形肿块,较小,边界清楚,密度均一,其 CT 值较低（为 0～30Hu）。肾上腺癌较大,形状可不规则,30％的病灶中有坏死或钙化,密度不均。若在局部淋巴结、肝、肾或下腔静脉等邻近组织发现转移证据,则提示为恶性肿瘤。肾上腺转移癌常为伴有中央坏死或出血区域的实性肿块,大小不一,多双侧同时发生,其虽无特异性的影像学表现,但当肿块直径＞3cm、边缘不平滑、密度不均一,伴有周围组织浸润,强化时出现边缘厚度不均应考虑到转移癌。嗜铬细胞瘤的直径常为 2～5cm,血管丰富,胞内水分较多,CT 上表现为圆形或椭圆形软组织密度肿块,常有中央坏死区,静脉造影可使其明显强化。

（3）MRI 检查:MRI 不仅能提供肾上腺意外瘤的解剖学特点,而且能提供其组织学特征。肾上腺腺瘤的信号特点与正常的肾上腺相似,即 T_1 加权像信号低于肝脏,T_2 加权像信号低于或等于肝 T_2 加权像,转移瘤的信号强度高于良性肿瘤,但两者有重叠。

3.内分泌功能检查　虽大多数肾上腺意外瘤没有明显的临床症状,但可能有激素活性异常,导致患者内分泌功能紊乱。因此,发现肾上腺肿块后的第一步应是评价其有无激素活性。①下丘脑-垂体-肾上腺轴:皮质醇,ACTH。②肾素-血管紧张素-醛固酮。③肾上腺髓质:血、尿儿茶酚胺。

4.核医学检查

(1)肾上腺皮质闪烁成像:除了能提供解剖定位外,肾上腺皮质闪烁成像还可根据肿块对放射性示踪剂的摄取和积聚,提供其功能特征。高分泌性肿瘤和非高分泌腺瘤可摄取放射性胆固醇,呈"热"结节或"温"结节,而原发性或继发性恶性肿瘤则为"冷"结节。

(2)髓质闪烁成像:利用^{131}I-MIBG 和^{123}I-MIBG 可被交感髓质系统特异性摄取浓集的特性,可进行髓质闪烁成像。^{131}I-MIBG 闪烁成像定位嗜铬细胞瘤的特异性和敏感性分别为 99％和 86％,而^{123}I-MIGB 分别为 85％和 100％。恶性嗜铬细胞瘤和转移瘤常能显像,而广泛坏死或出血的肿瘤则不显像。

(3)正电子放射成像(PET)可无创性测量体内的生化和(或)生理学过程,采用PET 技术可鉴别性质未知的肾上腺肿瘤,如良性肿瘤不摄取而转移瘤则以高摄取为特征,其特异性与敏感性均为 100％。

5.细针穿刺抽吸活检　细针穿刺抽吸活检对囊性肿块、原发瘤或转移瘤的鉴别诊断有重要价值,需要在 CT 引导下行活检。活检之前应排除嗜铬细胞瘤,以避免活检时引起高血压危象。

三、治疗

1.实质性肿块　直径＞5cm 可能为皮质癌,常手术切除。术前激素水平测定,必要时 MRI。＜5cm 的肿瘤,激素测定为高功能者需手术。

2.囊性病变　可行囊肿穿刺,如液体清亮,激素测定阴性且直径＜5cm 暂不手术;激素测定阳性而直径＞5cm 者手术切除病灶。

3.转移瘤　积极治疗原发肿瘤,因常发生肾上腺皮质功能低下,往往需补充糖皮质激素和盐皮质激素。

第六节　肾上腺性变态综合征

11β-羟化酶为皮质醇及醛固酮合成的关键酶,其缺乏导致皮质醇合成不足,下丘脑 CRH 及垂体 ACTH 代偿性分泌增加,导致肾上腺皮质增生,肾上腺网状带的雄性激素合成增加,由此引发的综合征称为肾上腺性变态综合征,为常染色体隐性遗传性疾病。

一、临床表现

1.高血压　为特征性表现。

2.失盐　婴幼儿期即可出现高血钾、低血钠和低血容量等;部分病例是因为糖皮质激素治疗所引起。

3.女性男性化　其程度与盐皮质激素及高血压的程度无相关性。

4.非典型类型的表现　血压可正常或轻度升高。女性青春期前、后出现轻度阴蒂肥大,成年女性可仅有月经稀发或多毛等。

5.实验室检查　①血浆皮质醇、ALD 降低,PRA 受抑制;②11β-羟化酶前体物质增多,血浆去氧皮质酮(DOC)及 11-去氧皮质醇基础值和 ACTH 兴奋后均增高;③血浆肾上腺雄激素(雄烯二酮、DHEAS)基础值和尿四氢化合物代谢产物增多,尿 17-酮皮质类固醇增高;④测定羊水四氢-11-去氧皮质醇可用于产前诊断。

二、鉴别诊断

1.17-α 羟化酶缺陷

(1)血、尿皮质醇低,血 17-孕酮低,ACTH 高。

(2)性激素的合成受阻,女性出现性幼稚,男性可出现假两性畸形。

(3)盐皮质途径合成亢进:孕酮、DOC、皮质酮升高,导致储钠、排钾、高血压、高血容量,抑制肾素-血管紧张素-醛固酮系统(RASS),ALD 分泌减少。

2.11β-羟类固醇脱氢酶缺陷

(1)严重的高血压、明显的低血钾性碱中毒,多见于儿童或青少年,可发生抗维生素 D 性佝偻病;螺内酯治疗有效;部分患者对地塞米松有效。

(2)血浆皮质醇正常,尿 17-羟及游离皮质醇减少;尿中皮质素代谢物(或皮质醇代谢物)比值降低。

(3)RASS 系统受抑制,血醛固酮减少。

3.Liddle 综合征　肾小管上皮细胞钠通道的异常,导致钠重吸收增加,引起低肾素性高血压、低血钾、代谢性碱中毒(酸性尿)、肾素活性和醛固酮下降,螺内酯无效,氨苯蝶啶或阿米洛利有效。

三、治疗

1.糖皮质激素替代治疗　治疗的主要手段。原则是先大剂量后小剂量；根据血 ACTH 和 17-酮皮质类固醇对剂量进行调整。氢化可的松 20～40mg/d 为维持量。

2.双侧肾上腺切除　适用于替代治疗疗效不佳或女性男性化明显时。

3.性分化异常的治疗　以女性进行抚养,必要时尽早行外生殖器矫形手术治疗。

第七节　急性肾上腺皮质危象

一、临床表现

1.原发性急性肾上腺皮质危象　①发热;②直立性低血压;③儿茶酚胺抵抗性低血容量休克;④消化功能障碍;⑤肌紧张和深部压痛,有时可误诊为急腹症;⑥肾上腺出血(肋和胸背部疼痛、低血糖昏迷)。

2.继发性急性肾上腺皮质危象　①病情较原发性急性肾上腺皮质危象轻,以空腹低血糖症常见;②低钠血症,血钾正常;③腺垂体功能减退;④垂体肿瘤所致者可并发垂体卒中(剧烈头痛、视力急剧下降、视野缺损)。

3.辅助检查　①低血钠、高血钾、高血钙;②中性白细胞减少,淋巴细胞相对增多,嗜酸性粒细胞明显增多;③空腹低血糖,糖耐量曲线低平;④心电图低血压,T波低平或倒置,P-R 间期和 Q-T 间期延长。

二、早期诊断线索

以下情况需考虑肾上腺皮质危象的可能:①原有肾上腺皮质功能减退的患者出现发热、厌食、恶心、呕吐或腹痛、腹泻时;②不明原因的休克或昏迷患者应注意询问有无相关病史,注意是否有色素沉着、体毛减少、生殖器发育差等体征;③不明原因的低血糖,难以解释的呕吐,顽固性休克;④血栓性疾病、凝血机制障碍性疾病和手术后患者的病情急剧恶化,出现血压下降,休克和胸腹、背部疼痛时,应当考虑急性肾上腺皮质出血坏死的可能。

三、治疗

当高度怀疑急性肾上腺皮质危象时,在取血样送检 ACTH 和皮质醇后应立即开始治疗。

1.补充糖皮质激素　①立即静脉注射磷酸氢化可的松或琥珀酸氢化可的松 100～200mg;②第 2～第 3 天将氢化可的松减至 300mg,分次静脉滴注;③病情好转减至 200mg/d,继而 100mg/d;④伴有严重疾病者用氢化可的松 50～100mg/6h 静脉滴注,逐渐减量;⑤呕吐停止和休克纠正后,改为氢化可的松片剂口服,20～40mg/d。

2.补充盐皮质激素　①口服氟氢可的松,0.05～0.2mg/d;②不主张肌内注射醋酸可的松,因其吸收不均匀,作用缓慢。

3.纠正低血糖　①血糖为必查项目;②多发生于补充糖皮质激素前;③补充糖类和糖皮质激素。

4.纠正低血容量、脱水和电解质紊乱　①开始 24h,予生理盐水 2000～3000mL;应在积极治疗后的 4～6h 血压恢复正常,否则要查找休克原因,如感染、低血糖、低血钾。②补充钾盐和碳酸氢钠。

5.病因及诱因治疗和支持治疗　①控制感染;②去除诱因;③支持疗法。

。

第四章 糖尿病

糖尿病是一组以慢性血葡萄糖(简称血糖)水平增高为特征,伴有脂肪、蛋白质代谢紊乱的慢性内分泌代谢性疾病。主要特点是血糖过高、糖尿、多尿、多饮、多食、消瘦、疲乏。世界卫生组织 2011 年的报告指出全世界有 3.46 亿人患有糖尿病,糖尿病在中国的患病率约为 9.7%,而糖尿病前期的患者约为 15.5%。据此统计,中国已确诊的糖尿病患者达 9.24 千万,而糖尿病前期的患者更高达1.5亿。

一、糖尿病分型及发病原因

(一)糖尿病分型

糖尿病可分为 1 型糖尿病(T1DM)、2 型糖尿病(T2DM)、妊娠期糖尿病和其他特殊类型糖尿病。

从糖尿病的发病过程来看,T2DM 病患者在发病前几乎都要经过糖调节异常(IGR)阶段。IGR 又包括糖耐量受损(IGT)和空腹血糖异常(IFG),是介于正常血糖与糖尿病之间的中间代谢状态。IGT 和 IFG 是心血管疾病危险因素,将来发生2 型糖尿病的风险明显升高;这二者分别代表不同状态下的糖调节异常:前者是指餐后状态,后者是在空腹状态。IGT 的定义为行口服葡萄糖糖耐量试验后 2h 静脉血浆葡萄糖水平≥7.8mmol/L,并且<11.1mmol/L。IGT 是碳水化合物代谢失调的一个自然过程,其特点是餐后高血糖,可以历时数年或更久。IFG 的定义为空腹状态下静脉血浆葡萄糖水平≥6.1mmol/L 并且<7.0mmol/L。如果同时进行葡萄糖糖耐量试验(OGTT),一些 IFG 个体同时也表现为糖耐量低减和糖尿病。因此,对所有 IFG 个体应该加测 OGTT,以排除糖尿病。

(二)糖尿病发病原因

1.T1DM 发病原因　T1DM 一般是由于自体免疫系统错误地破坏自身产生胰岛素的 β 细胞所致,多发生于青少年。其胰岛素分泌缺乏,90% 以上胰岛细胞在发病时已被破坏,必须依赖胰岛素治疗维持生命。目前研究人员不知道这种情况到底为什么会发生,但有一些假说,可能与基因、自身抗体、病毒,以及氧自由基等因素有关。

2.T2DM 发病原因　　是由于组织细胞的胰岛素抵抗,导致胰岛 β 细胞在早期过度分泌而后期功能衰退所致:多见于 30 岁以后的中老年人。但由于现在青少年和青壮年肥胖率的增加,30 岁之前的人群罹患 T2DM 也越来越多见。T2DM 患者发病之初体内胰岛素的分泌量并不低甚至还偏高,但机体对胰岛素不敏感(即胰岛素抵抗),这是导致 T2DM 发生的重要因素。值得一提的是 T2DM 发病时 50%～70% 的胰岛细胞已经耗竭。T2DM 的胰岛素抵抗原因是"受体后"的,即问题主要出在胰岛素所作用的细胞本身由于多种原因(可能主要是炎症反应)对胰岛素的反应性减弱所致。

T2DM 病因学目前仍然不清。遗传因素在 T2DM 的发病中也起着重要的作用,亲属(特别是一级亲属)患病,T2DM 将大大增加个体患病风险。大约 55% 的 2 型糖尿病患者存在肥胖,脂肪组织(特别是腹腔内脏周围的脂肪组织)堆积可导致胰岛素抵抗症状,最终发展为糖尿病。12DM 的其他一些危险因子包括年龄、高脂饮食、静坐生活方式。

二、糖尿病的临床表现和并发症

1.T1DM 和 T2DM 临床特点的鉴别　　见表 4-1。

表 4-1　青少年 T1DM 和 T2DM 的鉴别要点

鉴别点	1 型糖尿病	2 型糖尿病
起病	急性起病,症状明显	缓慢起病,症状不明显
临床特点	体重下降	肥胖
	多尿	较强的 2 型糖尿病家族史
	烦渴、多饮	有高发病率种群
		黑棘皮病
		多囊卵巢综合征
酮症	常见	通常没有
C 肽	低/缺乏	正常/升高
抗体		
ICA	阳性	阴性
GAD	阳性	阴性
IA-2A	阳性	阴性

鉴别点	1 型糖尿病	2 型糖尿病
治疗	胰岛素	生活方式、口服降糖药或胰岛素
相关的自身免疫性疾病	并存概率高	并存概率低

2.糖尿病并发症和慢性病变　糖尿病可以引起多种并发症。如果糖尿病没有得到充分的控制而造成血糖水平过高,可以引起一些急性并发症,如糖尿病酮症酸中毒、非酮高渗性昏迷。慢性并发症包括大血管和微血管的并发症。大血管的并发症包括心、脑血管疾病和外周动脉疾病。微血管的并发症包括糖尿病肾病、视网膜病变及神经病变。糖尿病足是糖尿病神经病变和血管病变共同导致的,严重者会造成截肢。

(1)糖尿病引起心脏病变:糖尿病患者,尤其是 T2DM 患者,80％以上死于心脑血管病变。因此,如何防止心脑血管事件的发生是糖尿病防治极为重要的问题之一。糖尿病心脏病包括冠状动脉粥样硬化性心脏病、心脏自主神经病变和糖尿病心肌病。

①冠状动脉粥样硬化性心脏病:包括心绞痛和心肌梗死(心梗)。值得注意的是糖尿病患者常常合并有神经病变,传入神经功能障碍可导致临床症状不明显,可以出现无痛性心梗,在临床上要高度重视。建议对年龄在 45 岁以上的糖尿病住院患者均进行 EKG 和心肌酶谱的筛查,以防漏诊无痛性心梗。在治疗上,治疗原则同非糖尿病冠心病。但需要防止治疗过程中低血糖的发生而使心肌受损进一步加重,这会加重心衰。心衰时血压过低,冠状动脉和脑动脉供血不足,将促发或加重心、脑梗死。

②心脏自主神经受累:表现为在安静时心率增快,活动时心率变化小;心率变异指数下降。可因室颤阈值下降而发生室颤导致猝死,有时死前临床并无心律失常的表现。心肌自主神经功能的检查方法有多种,可以采用长程心电图来观察E∶I比值;Valsava 指数小于 1∶20 为异常;卧立位血压差,收缩压变化＞30mmHg为异常(因为有些患者可以表现为体位性低血压)。

(2)脑血管病变:糖尿病患者并发脑血管病变较非糖尿病明显增多,缺血性脑血管病,如脑梗死或腔隙性脑梗死多见。脑动脉硬化较无糖尿病患者发生得更早,易患因素有高血糖、高血压、高血脂,血液高凝和高黏滞度等。治疗时应注意控制高血糖、高血脂和高凝状态。处理与非糖尿病患者相同,但脱水时要注意,并防止血浆渗透压增高导致的昏迷。

（3）糖尿病外周动脉疾病：肢体外周动脉粥样硬化常以下肢动脉病变为主，表现为下肢疼痛、感觉异常和间歇性跛行，严重供血不足可导致肢体坏疽。

（4）微循环障碍、微血管瘤形成和微血管基底膜增厚，是糖尿病微血管病变的典型改变。微血管病变主要表现在视网膜、肾、神经、心肌组织，其中尤以糖尿病肾病和视网膜病为重要。糖尿病微血管至少在血糖未得到有效控制 5 年后出现。

（5）糖尿病神经病变有以下表现：

①感觉神经：疼痛、麻木、感觉过敏；糖尿病足，神经病变使足部失去感觉，并可出现畸形（夏柯特关节）。

②运动神经：可见单神经麻痹引起的运动障碍，局部肌肉可萎缩。

③自主神经：皮肤干燥（汗腺异常）；直立性低血压和心律失常；自主性膀胱（尿失禁或尿潴留）；腹泻或便秘，胃轻瘫等（胃肠道自主神经功能紊乱）。

三、糖尿病诊断

（一）病史、症状

有肥胖，心脑血管事件及糖尿病家族史；反复感染，尤其是反复皮肤、泌尿系统、肺部感染史；巨大胎儿分娩史均应考虑糖尿病可能。糖尿病典型症状：三多一少，表现为饥饿、多食、口渴多饮、尿量增多、消瘦乏力。

（二）实验室检查

1.常规检查

（1）血糖：糖尿病的诊断必须要测定静脉血浆葡萄糖浓度。手指血糖的监测是观察病情变化和疗效的关键指标，但不能用于诊断。

（2）尿糖：目前很少采用，原因是尿糖的水平受肾糖阈的影响。

（3）糖化血红蛋白（HbA1c）：反映近 2～3 个月血糖总体水平，是反映血糖控制程度的重要指标。HbA1c 受多种因素的影响：如血透、红细胞更新加快、失血、存在血红蛋白 S 和血红蛋白 C 时，常导致 HbA1c 值偏低；而存在血红蛋白 F、地中海贫血及尿毒症时，常导致 HbA1c 偏高。

（4）糖化血浆白蛋白（果糖胺）：其值反映近 2～3 周血糖总体的水平。

（5）血脂和肝肾功能。

（6）尿常规：了解有无尿蛋白、尿细胞及尿酮。

2.特殊功能试验

（1）葡萄糖耐量试验（OGTT）：以无水葡萄糖 75g 作为负荷来测定 0、30、60、120、180min 的血糖水平。可以同步测定胰岛素和 C 肽的水平，分别称为胰岛素释放试验和 C 肽释放试验；若首诊空腹血糖（FBG）＞10mmol/L 的糖尿病患者可用馒头餐试验（100g 面粉馒头作为负荷量），检测各点血糖。血糖的测定时为了糖尿病的诊断，而胰岛素和 C 肽的测定则是为了解胰岛的受损测定和储备功能。

（2）胰岛素释放试验：做 OGTT 检查时，同步时点采血，测胰岛素。空腹血浆胰岛素通常在 5～20mU/L，餐后 30～60min，水平较空腹增加 5～6 倍（多数为 50～100mU/L），餐后 2h 水平比空腹增加 4～5 倍，3～4h 恢复基础水平。

（3）C 肽释放试验：空腹为 0.3～0.6nmol/L，以后 30～60min 为空腹的 5～6 倍，餐后 2h 为空腹的 4～5 倍，在使用胰岛素的患者中，测定 C 肽可以准确了解内源性胰岛素的水平。

（三）糖尿病及其他类型高血糖的诊断标准

下面介绍 3 个标准，建议采用中华医学会糖尿病学分会的标准。目前在中国尚未采用 HbA1c 来诊断糖尿病。

（1）世界卫生组织标准（表 4-2）。

表 4-2　世界卫生组织标准[mmol/L(mg/dl)]

条件	空腹血糖	餐后 2h 血糖
正常	＜6.1(＜110)	＜7.8(＜140)
糖尿病	≥7.0(≥126)	≥11.1(≥200)
空腹血糖受损	≥6.1(110)～＜7.0(126)	
糖耐量减退		≥7.8(140)～＜11.1(200)

（2）中国糖尿病诊断标准（2010 年版中国 2 型糖尿病防治指南，表 4-3）。

表 4-3　中国糖尿病诊断标准

诊断标准	静脉血浆葡萄糖水平(mmol/L)
(1)糖尿病症状(高血糖所导致的多饮、多食、多尿、体重下降、皮肤瘙痒、视物模糊等急性代谢紊乱表现)加随机血糖	≥11.1
或	
(2)空腹血糖(FPG)	≥7.0
或	
(3)葡萄糖负荷后 2h 血糖	≥11.1
无糖尿病症状者，需改日重复检查	

（3）根据美国糖尿病协会（ADA）2012 年的推荐标准，满足以下任何一条即可

诊断为糖尿病：

①空腹血浆血糖在 7.0mmol/L（126mg/dl）或以上（空腹的定义是至少 8h 未摄入热量）；或

②在口服糖耐量试验中，口服 75g 葡萄糖 2h 后，血浆血糖在 11.1mmol/L（200mg/dl）或以上；或

③有高血糖症状，并且随机血浆血糖在 11.1mmol/L（200mg/dl）或以上；或

④HbA1c≥6.5％。应采用美国糖化血红蛋白标准化计划组织（NGSP）认证的方法进行，并与糖尿病控制和并发症研究（DCCT）的检测进行标化。或

⑤在有高血糖的典型症状或高血糖危象的患者，随机血糖≥11.1mmol/L。

（4）妊娠期糖尿病（GDM），是围生期的主要并发症之一。可能导致胎儿发育畸形、胎儿宫内窘迫、胎死宫内及新生儿低血糖、巨大儿和难产或者死产等并发症。GDM 的诊断标准：所有妊娠妇女应在妊娠 24～28 周采用 75g 口服葡萄糖量试验，分别测量空腹、餐后 1h、2h 及 3h 的血糖浓度，若

空腹＞5.3mmol/L（95mg/dl）；

餐后 1h＞10.0mmol/L（180mg/dl）；

餐后 2h＞8.6mmol/L（155mg/dl）；

餐后 3h＞7.8mmol/L（140mg/dl）。

符合其中的 2 项或者 2 项以上，即可诊断妊娠糖尿病。

（5）在无症状患者中进行糖尿病筛查

①在无症状的高危人群包括超重或肥胖（BMI≥25kg/m²），有糖尿病家族史，以往有 IGT 或 IFT，有 HDL 降低和或高甘油三酯血症者，以及有高血压和心脑血管病者，这类人群应该从任何年龄开始筛查糖尿病并评估将来糖尿病的风险。对没有这些危险因素的人群，应从 45 岁开始筛查。

②如果检查结果正常，至少每 3 年复查 1 次。

③为筛查糖尿病或评估未来糖尿病的风险，HbA1c、FPG 或 2h 的 75g OGTT 均可使用。

④对于那些已经明确未来糖尿病风险增加的人群，应该进一步评估并治疗其他心血管疾病（CVD）危险因素。

（6）妊娠期糖尿病的筛查和诊断

①在有危险因素（如糖尿病家族史、肥胖、年龄＞30 岁、有巨大胎儿分娩史、反复患霉菌性阴道炎、本次妊娠胎儿过大或羊水过多等）的个体中，产前首次就诊时用标准的诊断方法筛查未诊断的 2 型糖尿病。

②未知是否具有糖尿病的孕妇,在妊娠 24～28 周服用 75g 葡萄糖 2h 的 OGTT 筛查妊娠糖尿病。

③妊娠糖尿病的妇女在产后 6～12 周用除 HbA1c 以外的方法筛查永久性糖尿病。

④有妊娠糖尿病病史的妇女应至少每 3 年筛查是否发展为糖尿病或糖尿病前期。

⑤如发现有妊娠糖尿病病史的妇女为糖尿病前期,应接受生活方式干预或二甲双胍治疗以预防糖尿病。

四、糖尿病的预防和代谢控制目标

糖尿病教育是防治糖尿病的核心手段,要使糖尿病患者对饮食、运动、药物治疗及糖尿病监测有充分的了解,并能主动配合、坚持;使患者家属能更好地理解并协助做好对患者的治疗及护理。

(1)纠正糖尿病患者不良的生活方式和代谢紊乱以及防止急性并发症的发生和减小慢性并发症的风险。

(2)提高糖尿病患者的生活质量和保持患者良好的感觉是糖尿病治疗目标中不可缺少的成分。

(3)考虑到患者个体化的要求,并不可忽略患者的家庭和心理因素。

(4)综合性的治疗:包括饮食控制、运动、血糖监测、糖尿病自我管理教育和药物治疗;降糖、降压、调脂、抗凝等药物治疗。

1.糖尿病的一级预防

(1)在有 2 型糖尿病风险的个体,预防措施重点应强调生活方式的改变,包括适度的减轻体重(体重的 5%～10%)和规律的体力活动(每周 150min),饮食控制如减少热量摄入、低脂饮食能够减少发生 2 型糖尿病的风险。

(2)对于 IGT、IFG 或 HbA1c 为 5.7%～6.4%,特别是那些 BMI$>35kg/m^2$,年龄<60 岁和以前有 CDM 的妇女,可以考虑使用二甲双胍治疗预防 2 型糖尿病。

2.体力活动　运动的益处在于加强心血管系统的功能和整体感觉,改善胰岛素的敏感性和血压及血脂。运动治疗应该遵循适量、经常性和个体化的原则。过量运动会使有冠心病的患者发生心绞痛、心梗或心律失常的危险性增高;增殖性视网膜病变的患者发生晶状体出血的可能性增高;神经病变的患者发生下肢(特别是足部)外伤的危险性增高。

(1)糖尿病患者应该每周进行中等强度的有氧体力活动(50%～70%最大心

率)至少 150min,每周活动至少 3d,无体力锻炼的时间不能连续超过 2d。

(2)对无禁忌证的 2 型糖尿病患者鼓励每周进行至少 2 次耐力运动。

(3)对于糖耐量异常(ICT)、空腹血糖受损(IFC)或 HbA1c 在 5.7%～6.4% 的患者,应转诊到具有有效持续支持计划的单位,以减轻体重 7%,增加体力活动,每周进行至少 150min 中等强度(如步行)的体力活动。

五、糖尿病的监测

1.糖尿病血糖监测

(1)采用每日多次胰岛素注射或胰岛素皮下泵(CSII)治疗的患者,应该每日进行 3 次或以上自我检测血糖(SMBC)。血糖监测时间包括每餐前、餐后 2h、睡前以及出现低血糖症状时。如有空腹高血糖,应检测夜间的血糖。伴发其他疾病期间或血糖 >16.7 mmol/L(300mg/dl)时,应测定血、尿酮体。

(2)对于年龄 25 岁以上的 1 型糖尿病患者进行动态血糖监测(CCM)并联合胰岛素强化治疗,是降低 HbA1c 的有效方法。

(3)虽然 CCM 在儿童、青少年和青年患者中降低 HbA1c 的证据不强,但 CCM 或许有对该人群有所帮助。是否成功与这种仪器的持续使用具有相关性。

(4)在无症状低血糖和(或)频发低血糖的患者,持续血糖监测(CGM)可作为一种优化治疗的重要手段。

2.糖尿病 HbA1c 的检测

(1)对于治疗达标(血糖控制稳定)的患者,每年应该至少进行 2 次 HbA1c 检测。

(2)对更改治疗方案或血糖控制未达标患者,应每年进行 4 次 HbA1c 检测。

(3)应用及时 HbA1c 检测有助及时更改治疗方案。

3.成人的血糖控制目标

(1)已有证据显示降低 HbA1c 到 7% 或以下可减少糖尿病微血管并发症,如果在诊断糖尿病后立即治疗,可以减少远期大血管疾病。所以,在许多非妊娠成人合理的 HbA1c 控制目标是 $<7\%$。

(2)如果某些患者无明显的低血糖或其他治疗不良反应,建议更严格的 HbA1c 目标(如 $<6.5\%$)或许也是合理的。这类患者包括那些糖尿病病程较短、预期寿命较长和无明显心血管并发症的患者。

(3)对于有严重低血糖病史、预期寿命有限、有晚期微血管或大血管病并发症、有较多的伴发病及糖尿病病程较长的患者,较宽松的 HbA1c 目标(如 $<8\%$)或许

是合理的。

六、2型糖尿病的治疗策略

2010《中国2型糖尿病防治指南》发布了治疗路径，并把 HbA1c＞7.0％作为 T2DM 启动或调整治疗方案的重要标准。糖尿病药物选择应注意肥胖，不良反应，变态反应，年龄及其他的健康状况如肾病、肝病可影响药物选择；联合用药宜采用不同作用机制的降糖药物；口服降糖药物联合治疗后仍不能有效地控制高血糖，应采用胰岛素与降糖药的联合治疗或单独胰岛素治疗。

1.降糖药物的选择

(1)双胍类：主要为抑制肝糖输出，以降低空腹血糖；此外还增强外周组织对糖的摄取、利用；故能增加胰岛素敏感性、改善胰岛素抵抗；对正常人并无降糖作用，故单独应用不引起低血糖。其降糖效能与磺脲药物类似，能使 HbA1c 下降 1％～2％。双胍类降糖药还可以减少肥胖 T2DM 心血管事件和死亡率，防止或延缓 IGT 向糖尿病的进展。

①适应证：糖尿病一经诊断，起始生活方式干预和二甲双胍治疗，除非有二甲双胍的禁忌证。轻型，尤其肥胖型的2型糖尿病患者，单用磺脲类疗效不满意者可联合用药；亦可用于无糖尿病而有明显胰岛素抵抗者(如多囊卵巢综合征)。

②不良反应及禁忌：胃肠道反应，如腹胀、恶心、腹泻及食欲低下是二甲双胍最常见的不良反应。当有肝功能不全，肾功能不良及肾功能不全[血肌酐水平男性＞1.5mg/dl，女性＞1.4mg/dl，或肾小球滤过率＜60mL/(min·1.73m^2)]、急性期心肌梗死、心力衰竭、休克等循环功能衰竭或其他低氧状态(如接受大手术)是属禁用。其次，在做造影检查使用碘化造影剂时，应暂时停用二甲双胍。

用法：二甲双胍(格华止)，250mg/片、500mg/片、850mg/片，起始剂量 500mg/次，1～2次/日，逐渐增加到3次/日，餐中或餐后服用。

(2)促胰岛素分泌剂(包括磺脲类和格列奈类药)：磺脲类的作用机制主要为刺激胰岛 β 细胞释放胰岛素。磺脲类药具有较强的降糖效力(HbA1c 下降 1％～2％)。磺脲类药物包括格列苯脲、格列齐特、格列吡嗪、格列喹酮、格列苯脲等。格列苯脲(优降糖)降糖作用最强；格列喹酮(糖适平)作用相对缓和，主要通过胆汁排泄，5％通过肾脏排泄，可用于轻度肾功能不良，但肾小球滤过率＜30mL/min 时禁用。格列齐特对微血管病变有一定作用(抗血小板聚集和抗氧化作用)。格列苯脲为第3代磺脲类药物，低血糖发生风险相对较格列苯脲低。格列奈类药主要是促进餐后早期胰岛素分泌，符合生理；具有吸收快、起效快和作用时间短的特点；对控制餐后高血糖的效果好,能使 HbA1c 下降 1.0%～1.5%。其代表药物是瑞格列奈(诺和龙)和那格列奈(唐力)。研究表明诺和龙 92% 经粪胆途径排出,不加重肾脏负担,无因肾功能不全引起的药物蓄积,故欧洲药物评审委员会去除了诺和龙"肾功能不全"的药物禁忌证,使诺和龙成为"肾功能不全"的 2 型糖尿病患者的首选口服药。

①用药注意事项及不良反应:磺脲类药物应在餐前 30min 服用,由小量开始,依血糖水平逐步增加剂量,待血糖控制后再减量维持。明显肝、肾功能不全者慎用,严重者忌用。不良反应主要为低血糖,以格列本脲为多见,尤其老年糖尿病患者要慎用。对造血功能影响以及皮疹等少见。格列奈类药亦可引发低血糖,但低血糖的频率和程度较磺脲类药物低。

②磺脲类药物失效:a.原发失效:指服用最大剂量某种磺脲类药物 1 个月以上,空腹血糖仍高于正常者。b.继发失效:治疗曾数年有效,以后疗效下降,疗效剂量判断同原发失效。找不到其他原因解释者也归于此类。处理:在原来用药基础上联合应用其他类型口服服药[如二甲双胍和(或)阿卡波糖],或联合胰岛素治疗。

(3)α-糖苷酶抑制剂(阿卡波糖和伏格列波糖):淀粉(多糖)进入肠道,在淀粉酶作用下变成双糖(如寡糖),双糖在 α-糖苷酶的作用下变成单糖才能吸收,阿卡波糖与 α-糖苷酶结构相似,二者竞争结合,使双糖分解成单糖的速度减缓,从而减少单糖的吸收,有效地降低餐后血糖。能使 HbA1c 下降 0.6%～1.2%。该药可单用或与其他降糖药联合应用。任何类型的糖尿病患者均可选用,尤其适用于餐后血糖增高者。该类降糖药能防止或延缓 IGT 进展为 2 型糖尿病,降低 IGT 者发生心血管疾病的风险。

α-糖苷酶抑制剂单用不会引起低血糖,若与其他类型的降糖药合用而出现低血糖反应时,宜用葡萄糖溶液而非食用糖类或其他双糖食品解救。不良反应为腹胀、肛门排气多、腹痛。对食欲低下(如进食糖类太少)者,该药无明显疗效。对有胃肠道疾病如溃疡病和胃轻瘫的患者不要使用。

用法:阿卡波糖(拜糖平、卡博平),50mg/片,50mg/次,3 次/日,餐时嚼碎与第一口主食同时服下。

(4)噻唑烷二酮类药:该类制剂为过氧化物酶增殖体活化受体-γ(PPAR-γ)激活剂,通过激活 PPAR 调节与多糖和脂代谢有关的酶或蛋白表达而产生疗效。该类药物降低组织对低胰岛素的抵抗,增加胰岛素敏感性。该类药物能使 HbA1c 下降0.8%～1.8%。可单用亦可和其他降糖口服药联用。单独使用时不导致低血糖,但与胰岛素或促泌剂联合使用可增加发生低血糖的风险。该类药物会增加体重,造成水钠潴留,能轻度升高血压并会增加心血管事件的风险。罗格列酮因为增加心血管事件的相对风险(30%~40%)目前已经下市。此外还应注此类药物增加心肌缺血和女性患者骨折风险。

用法:吡格列酮(艾汀、瑞彤、卡司平),15mg/片,15~30mg/次,1次/日。

(5)GLP-1受体激动剂和类似物:胰高血糖素样肽1(GLP-1)是由人胰高血糖素基因编码,并由肠道L细胞分泌的一种肽类激素,以葡萄糖依赖方式作用于胰岛β细胞,主要通过以下途径改善2型糖尿病患者的代谢紊乱:①促进葡萄糖浓度依赖性促胰岛素分泌;②抑制餐后胰高血糖素的分泌,减少肝糖的释放;③减慢胃的排空,抑制食欲,减轻体重。代表药物是利拉鲁肽(诺和力)和艾塞那肽(百泌达)。GLP-1类似物降低HbA1c和餐后血糖的效果优于DPP-4抑制剂,并可较DPP-4抑制剂更有效地发挥延迟胃排空、减少热量摄入和改善胰岛功能等作用。

用法:

利拉鲁肽,起始剂量0.6mg,维持剂量1.2mg,皮下注射,1次/日。

艾塞那肽,起始剂量5μg,维持剂量10μg,皮下注射,于早餐和晚餐前60min内给药。

(6)DPP-4抑制剂:GLP-1和CIP均由DPP-4快速代谢,导致其促胰岛素作用丧失。本药抑制选择性DPP-4,故能增强GLP-1和GIP的功能,增加胰岛素释放并降低循环中胰高血糖素水平(此作用呈葡萄糖依赖性),抑制胃排空。能使HbAlc下降0.6%~1.0%,不增加体重。口服用药,药物的剂量无须调整。

代表药物有西格列汀、维格列汀、沙格列汀。

用法:①西格列汀:100mg/次,1次/日;慢性肾功能不全(CKD)3级的患者用量为50mg/次,1次/日;CKD4级的用量为25mg/次,1次/日。②沙格列汀:5mg/次,1次/日,对CKD 3~5级的患者,减量为2.5mg/次,1次/日。③维格列汀:50mg/次,2次/日。

2.胰岛素治疗 T2DM患者在生活方式和口服降糖药联合治疗的基础上,如果血糖仍未达到控制目标,即可联合胰岛素或改用胰岛素治疗。两种口服药联合治疗控制血糖不达标者可加用每日一次基础胰岛素或每日1~2次预混胰岛素。对所有T1DM患者应及早予以胰岛素。胰岛素治疗应该模拟生理性胰岛素分泌的模式,包括基础胰岛素和餐时胰岛素。一般讲,中效、长效胰岛素控制基础血糖,短效、速效胰岛素控制餐后血糖。1天胰岛素的总用量可以根据0.3~0.8U/kg体重计算得出。

(1)适应证

①1型糖尿病。

②新诊断的2型糖尿病患者如有明显的高血糖症状和(或)血糖及HbA1c＞9%,一开始即考虑胰岛素治疗,加或不加其他药物。对于非肥胖,经饮食治疗后空腹血糖＞14mmol/L,也可首先使用。

③急性并发症:如酮症酸中毒(DKA),高渗性昏迷,慢性微血管病病变并发症,如视网膜病变、糖尿病肾病、神经病变病情进展期或病情重血糖未能理想控制者。

④重症感染或其他应激状态如脑血管意外、急性心肌梗死、大手术、妊娠、分娩者。

⑤原发、继发磺脲类药物失效者。

(2)胰岛素种类和剂型:目前通过生物工程所生产的胰岛素分为人胰岛素和胰岛素类似物。各种胰岛素均通过皮下注射给药。

(3)胰岛素的用法

①剂型选用:速效和短效胰岛素以控制餐后高血糖或急性高血糖为主,而空腹高血糖的控制主要采用中效或长效的胰岛素,而预混胰岛素既能控制空腹高血糖也能控制餐后高血糖。

②用药途径:一般用皮下注射,当各种急症(如糖尿病酮症酸中毒、高渗性昏迷及并发重症感染),或伴发种应激状况,如心、脑血管事件(心肌梗死、脑血管意外),应当选用短效胰岛素静脉给药。

③起始剂量:小剂量开始,中、重度糖尿病患者有一般起始量为20~26U/d以下,体型较胖者,起始剂量可稍偏高,但不宜超过28U/d,基础胰岛素(中效或长效)及餐时胰岛素(速效或短效)各占一半。剂量分配,若为中效制剂,早餐前剂量为全日量的2/3,睡前剂量为1/3;若为短效制剂,分为3次即三餐前15~30min用药,用量顺序一般为早＞晚＞中。

④剂量调节:由小量递增至血糖控制,维持稳定后,递减至维持剂量,力求患者的胰岛素血药作用强度曲线和血糖曲线同步,这样血糖控制才能满意,故熟悉各类剂型胰岛素的起效时间、高峰时间、维持时间十分重要。

(4)胰岛素的起始治疗中基础胰岛素的使用:基础胰岛素包括中效人胰岛素和长效胰岛素类似物。当仅使用基础胰岛素治疗时,不必停用胰岛素促分泌剂。使用方法:继续口服降糖药物治疗,联合中效或长效胰岛素睡前注射。起始剂量为0.2U/kg体重。根据患者空腹血糖水平调整胰岛素用量,通常每3~5d调整1次,根据血糖的水平每次调整 1～4U 直至空腹血糖达标。如 3 个月后空腹血糖控制理想但 HbA1c 不达标,应考虑调整胰岛素治疗方案,以加强对餐后高血糖的控制。

(5)胰岛素的起始治疗中预混胰岛素的使用:预混胰岛素包括预混入胰岛素和预混胰岛素类似物。根据患者的血糖水平,可选择每日 1～2 次的注射方案。使用方法:

①每日 1 次预混胰岛素:起始的胰岛素剂量一般为每天 0.2U/kg 体重,晚餐前注射。根据患者空腹血糖水平调整胰岛素用量,通常每 3～5d 调整 1 次,根据血糖的水平每次调整 1～4U 直至空腹血糖达标。

②每日 2 次预混胰岛素:起始的胰岛素剂量一般为每天 0.4～0.6U/kg 体重,按 1∶1 的比例分配到早餐前和晚餐前。根据空腹血糖、早餐后血糖和晚餐前后血糖分别调整晚餐前和早餐前的胰岛素用量,每 3～5d 调整 1 次,根据血糖水平每次调整的剂量为 1～4U,直到血糖达标。

(6)胰岛素强化治疗

①多次胰岛素皮下注射(MDI):如在胰岛素起始治疗的基础上,经过充分的剂量调整。如患者的血糖水平仍未达标或出现反复的低血糖,需进一步优化治疗方案,采用餐时＋基础胰岛素进行胰岛素 MDI 强化治疗。其中基础量约每天 0.4U/kg 体重,占全天胰岛素总量的 45%～55%。餐食量根据睡前和三餐前血糖的水平分别调整睡前和三餐前的胰岛素用量,每 3～5d 调整一次,根据血糖水平每次调整的剂量为 1～4U,直到血糖达标。

②持续皮下胰岛素输注(CSII):CSII 特点是更接近生理性胰岛素分泌模式,在控制血糖方面优于多次皮下注射,且低血糖发生的风险小。适用于 T1DM、部分 T2DM 以及妊娠糖尿病。由于 CSII 中使用的胰岛素为速效胰岛素,一旦胰岛素泵失灵或输注通道阻塞,会导致血糖的急剧升高和发生 DKA 的风险。尚未使用胰岛素者,CSⅡ 每日胰岛素剂量:T1DM 患者 0.4～0.5U/kg 体重;T2DM 0.3～0.8U/kg体重。接受胰岛素治疗的患者一日胰岛素用量为用泵前胰岛素用量×70%～100%。初始胰岛素泵治疗时,总剂量的 50% 为基础输注量,50% 为餐前剂量;年轻的患者可采输量 40%,餐前大剂量 60% 的方法来分配。

CSII 调整为 MDI 时,要注意以下几点:①MDI 应和 CSII 有重叠,防止 CSII 停泵后导致高血糖。②MDI 首剂长效胰岛素应在 CSII 停泵前 2～3h 给予。③CSII 改为 MDI 时,一日胰岛素用量增加 10%～20%,④刚改为 MDI 时三餐前仍可采用胰岛素泵治疗时的餐前追加量皮下注射。⑤MDI 用中效或长效胰岛素代替 CSII 的基础率,2/3 的总基础率在早餐前注射,1/3 的总基础率在晚餐前或睡前注射。

⑥多次监测血糖,根据血糖变化对 MDI 胰岛素剂量进行调整。

(7)胰岛素应用中应注意的问题

①注射部位的选择:腹壁两侧及下部,三角肌,大腿内、外侧均为可选择的注射部位,同一部位应择多点注射,轮流于各部位的不同注射点注射。

②清晨高血糖的原因及处理:a.Somogyi 效应,即低血糖后的反应性高血糖。b.黎明现象,即夜间血糖控制良好,黎明时段的血糖水平升高。造成黎明现象的原因并未完全明确,一般认为与黎明时某些胰岛素的对抗激素(如生长激素、糖皮质激素等)水平增高有关。c.夜间胰岛素量不足,当夜至第 2 天 1 时、3 时、5 时、7 时监测血糖,若各时点均高,为夜间胰岛素用量不足,应于睡前加用中效胰岛素。若 1 时、3 时正常,5 时~7 时升高为黎明现象,可将清晨一次胰岛素提前注射或调整睡前中效或长效胰岛素的剂量;若凌晨 1 时、3 时出现低血糖,5 时、7 时血糖增高,则为 Somogyi 现象,应减用晚餐前或睡前剂量。

③胰岛素的耐药性的问题:因外源性胰岛素具有一定的抗原性,长期应用体内产生胰岛素抗体,使胰岛素药效下降,至每日用量>100U 仍不能控制血糖,可改用人胰岛素,多能奏效。部分 2 型糖尿病患者用胰岛素治疗控制血糖后,可改口服降糖药,当 C 肽空腹水平>0.4nmol/L,餐后水平>(0.8~1.0)nmol/L,全日应用胰岛素总量应该<30U;感染、应激状态已消除,可以逐渐改成口服药治疗。

3.胰岛细胞移植 胰腺移植或胰肾联合移植术适用于 1 型糖尿病患者,需选择适应证和相应的条件。

4.手术治疗 2 型糖尿病合并肥胖(减肥手术) 包括可调节胃束带术(AGB)、胃旁路术(RYGBP)和胆胰转流术(BPD)。研究表明,T2DM 患者行减肥手术后,76.8%的患者糖尿病得到临床治愈(在没有进行药物干预的前提下,空腹血糖和 HbA1c 长期维持正常),其中 BPD、RYGB、LAGB 术后糖尿病的治愈率分别为 95%、84%、48%,术后 30d 内的死亡率依次为 1.1%、0.5%、0.1%。

减肥手术的适应证为肥胖症伴 2 型糖尿病并符合下述条件者:

(1)BMI≥35kg/m²,伴 2 型糖尿病。

(2)BMI (32~34.9)kg/m²,伴 2 型糖尿病,经过口服药物联合胰岛素治疗 6 个月以上 HbA1c≥7%。

(3)年龄为 18~60 岁。

(4)2 型糖尿病病程≤5 年。

(5)胰岛自身免疫抗体测定阴性,空腹 C 肽水平不低于 0.3mg/L。

(6)无其他腹部手术的禁忌证。

接受了减肥手术的 2 型糖尿病患者应接受长期生活方式咨询与医学监测。

5.糖尿病免疫接种的适应证为

(1)年龄≥6 个月的糖尿病患者每年都要接种流感疫苗。

(2)所有 2 岁以上的糖尿病患者须接种肺炎球菌疫苗。65 岁以前曾经接种过疫苗的年龄＞64 岁患者，如 5 年前接种过需再接种 1 次。再接种指征还包括肾病综合征、慢性肾病及其他免疫损害者如器官移植后。

(3)成年糖尿病患者接种乙肝疫苗应按照疾病控制中心的建议进行。

6.抗凝药物的应用　心血管危险因素增加的糖尿病患者(10 年危险性＞10%)，考虑阿司匹林一级预防治疗(剂量为 75～162mg/d)。这包括大部分男性＞50 岁或女性＞60 岁，并至少合并一项其他主要危险因素(心血管疾病家族史、高血压、吸烟、血脂异常或蛋白尿)。对于 CVD 低危的成年糖尿病患者(10 年 CVD 风险＜5%，如男性＜50 岁或女性＜60 岁且无主要其他危险因素者)不应建议使用阿司匹林进行 CVD 预防，因为出血的潜在不良反应可能超过其潜在益处。有 CVD 病史的糖尿病患者用阿司匹林(剂量为 75～162mg/d)作为二级预防治疗。如患者对阿司匹林过敏或有哮喘病史，应该使用氯吡格雷(剂量为 75mg/d)。发生急性冠脉综合征后，阿司匹林(剂量为 75～162mg/d)联合氯吡格雷(剂量为 75mg/d)治疗 1 年是合理的。依循 CHA2DS2-VASc 评分系统对脑卒中风险进行评估，高风险(评分＞2 分者)予以常规华法林抗凝。

七、糖尿病急症

糖尿病急症是指糖尿病急性代谢紊乱(酮症酸中毒、高渗性昏迷)及在糖尿病降糖治疗过程中出现的乳酸酸中毒、低血糖症。

1.糖尿病酮症酸中毒　糖尿病酮症酸中毒(DKA)是各种诱因使体内胰岛素更为缺乏，引起的高血糖、高血酮、酸中毒的一组临床综合征。病情较轻仅出现酮尿时为糖尿病酮症，有酸中毒症状及酸血症的化验指标为酮症酸中毒，意识变化至昏迷则为酮症酸中毒昏迷。

(1)病理生理

①酮症酸中毒产生的高血酮和酸中毒(乙酰乙酸、羟丁酸等)是致病的主要机制。

②高血糖：高渗性利尿、脱水等导致高渗状态。

③电解质紊乱：进食少、呕吐、腹泻，体内总的钠、钾随肾脏排出增加而减少，而血浆钠钾因血液的浓缩而升高。

（2）诱因：感染是 DKA 的常见诱因，如肺、皮肤、胆管、尿路感染；此外有饮食不当、胰岛素使用中断或不足、胰岛素拮抗性药物（如糖皮质激素的应用）等；应激情况，如外伤、手术、心脑血管事件等。

（3）临床表现及诊断

①极度烦渴、尿多，明显脱水，极度乏力，恶心、呕吐、食欲低下，少数患者表现为全腹固定疼痛，有时较剧烈，似外科急腹症，但无腹肌紧张和仅有轻压痛，头痛、精神萎靡或烦躁，意识渐恍惚，最后嗜睡、昏迷；严重酸中毒时出现深大呼吸（Kussmaul 呼吸），频率不快亦无呼吸困难感，呼气有烂苹果味。脱水程度不一，双眼球凹陷、皮肤弹性差、脉快、血压低或偏低、舌干的程度是脱水程度估计的重要而敏感体征；此外，尚有诱因本身的症候群，如感染、心脑血管病变的症状和体征。

②化验：尿糖、尿酮体均为强阳性。血糖多为 16.7～33.3mmol/L。血中阴离子间隙明显增大，HCO_3^- 低于正常值，血气 pH＜7.3，CO_2 分压偏低。血尿素多增高。

③DKA 需注意以下几点：①血白细胞计数无感染时亦可升高；②如合并感染，患者通常无明显发热；③尿酮阳性不等同于 DKA；④DKA 血糖可以不升高，此时要与乳酸酸中毒鉴别；⑤DKA 可引起腹痛和淀粉酶升高，需要与急性胰腺炎鉴别。

（4）鉴别诊断：需与其他阴离子间隙增大的酸中毒鉴别（如甲醇中毒，乙醇中毒，尿毒症昏迷，乳酸酸中毒，水杨酸，铁剂，异烟肼中毒等）。与酸中毒所致的昏迷相鉴别（颅内病变、外伤、脑血管病、肝昏迷等）。

（5）治疗

①补液：充分补液是治疗的最重要措施，否则单用胰岛素的治疗效果并不好。开始选用 0.9％氯化钠溶液，待血糖降至 14mmol/L 以下可以改用 5％葡萄糖并用对抗量胰岛素。糖：胰岛素可以（3～6）：1 酌情使用。补液量多为体重的 8％～10％，即 4000～6000mL/d，视脱水强度而定。补液速度先快后慢。根据年龄、心肾功能调整速度，一般在前 1/2 小时用 1000mL，第 1 小时用 1000mL，第 2～第 4 小时用 1000mL，第 5～第 9 小时用 1000mL，降糖速度以每小时血糖下降幅度 3.9～5.6mmol/L为宜。

②胰岛素的应用：小剂量胰岛素静脉输注，开始时应给予静脉负荷量的常规胰岛素，按 0.15～0.2U/kg（如体重 60kg 的患者可从静脉通道推注 9～12U 的胰岛素），然后按 0.1U/（kg·h）进行静脉输注（例如，体重 60kg 的患者，每小时输入 6U 胰岛素）即可对酮体的生成产生最大的抑制效应，并能有效降低血糖。用药过程中要严密监测血糖，每小时检测静脉血糖 1 次，以后每 2～4h 监测 1 次。血糖下降不

宜过快，以每小时血糖下降幅度 3.9～5.6mmol/L 为宜。如果血糖没有按照预期的速度下降，那么将胰岛素输注的速度翻倍。该法的优点是可以避免大剂量胰岛素造成的低血糖和低血钾的出现。

③纠正酸中毒：随着胰岛素的应用，脂肪分解得到抑制，酮体生成减少，酸中毒得以缓解，故轻、中度中毒可不必纠酸。若纠酸过早、过快，使氧离曲线左移，易造成组织缺氧。但如果存在呼吸性酸中毒，即使为中度酸中毒亦必须纠正。在如下情况下可以使用碳酸氢盐：①休克或者昏迷；②严重酸中毒（pH＜7.0）；③血 HCO_3^- 严重缺乏＜5mmol/L，或 CO_2 结合力为 4.5～6.7mmol/L（10％～15％容积）；④合并有乳酸性酸中毒；⑤酸中毒所诱发的心肺功能不全；⑥伴有严重的高血钾。可用 5％碳酸氢钠 100～125mL，直接静脉推注或稀释成等渗溶液静脉滴注。

④补钾：DKA 治疗之初，由于血液浓缩，血钾亦可正常甚至升高，但随着输液及胰岛素的使用，则可出现低血钾。若出现高钾血症可暂不补钾，只要尿量＞30mL 即使血钾正常也必须补钾。每日补钾可达 4～8g。血钾恢复正常后，仍需酌情补钾 1 周左右。在整个治疗过程中必须按病情变化定期监测血钾和（或）心电图。

⑤血钠浓度的高低对补液种类的选择：随着多尿而导致体内钠大量丢失，又由于血液浓缩，血钠可正常或偏高。可选用 0.9％氯化钠溶液补液，若血钠高，如计算渗透压＞350mmol/L，可改用适量 5％葡萄糖加胰岛素配比使用。

⑥对症处理：针对感染、心衰、心律失常等的治疗。大多数 DKA 患者经过 24～48h 治疗后，病情缓解稳定，并开始进食，但进食量少而不固定，可部分从静脉补充葡萄糖＋对抗量胰岛素，依进食量的多少，适当皮下注射胰岛素。在停止静脉滴注胰岛素前 1h 皮下注射短效胰岛素可避免血糖回跳。

2.高渗性非酮症糖尿病昏迷　高渗性非酮症糖尿病昏迷（简称高渗透性昏迷）是因高血糖引起的血浆高渗透压、严重脱水和进行性意识障碍的临床综合征。

（1）发病机制：尚未完全清楚，由于患者已有不同程度的糖代谢紊乱，在某些诱因下可使血糖进一步升高，而患者多有肾功能不良或存在潜在性的肾功能不良，血糖未能从尿中随意排出，造成高血糖急剧升高，组织细胞脱水，尤其是脑细胞严重脱水，从而导致昏迷。由于高渗性昏迷者虽胰岛素分泌低下，但尚可抑制脂肪分解，故可无酮症或出现轻度酮症。

（2）诱因：感染，如肺部、胆管、尿路、皮肤感染等；摄入糖类过多，尤其是甜饮料，导致血糖极高；各种导致血容量丢失的疾病或用药，如腹泻、呕吐，用利尿药、甘露醇脱水等；应用了具有升高血糖的药物，如因为其他疾病误输葡萄糖溶液、皮质激素以及普萘洛尔(心得安)等;应激状态,如手术、外伤、心脑血管事件等。

(3)临床表现

①老年人多见,因老年人常有潜在性肾功能不全。

②严重糖代谢紊乱症候群:极度口渴、明显多尿,以致出现严重脱水综合征,如皮肤干燥、舌质极干、脉快而细、血压低、休克等。

③意识障碍:精神萎靡、嗜睡、昏迷,可出现癫痫大发作。

(4)化验

①血糖多为 33.3～66.6mmol/L。

②电解质:血 Na^+ ＞145mmol/L,血 Cl^-、K^+、BUN、Cr 增高;尿糖(＋＋＋＋),尿酮(＋)～(＋＋)。

③计算渗透压:正常值为 280～310mmol/L。由于各项结果均以 mmol/L 为单位,故血浆渗透压的单位为毫渗量/升(mmol/L)。血浆有效渗透压(mmol/L)＝2×(钠＋钾)＋血糖＋尿素。

④渗透压间隙:测得的渗透压值－计算的渗透压值,渗透压间隙正常值＜10mmol/L。导致渗透压间隙增大的原因很多,大多与高糖、高蛋白和高血脂有关。值得注意的是某些化学物中毒如甘露醇、乙醇、甲醇、乙二醇、丙酮已可以导致渗透压间隙增大,需结合病史和其他实验室检查予以鉴别。

(5)鉴别诊断:需与糖尿病本身所致的其他急症相鉴别,也需与非糖尿病昏迷相鉴别。有血浆高渗而未昏迷者,可诊断为高渗状态。

(6)治疗

①补液为抢救的重要措施之一,补液扩容,降低高渗透压;补液量以脱水量为体重(实际体重)的 10％～20％,量 6000～8000mL/d;补液的种类:血压正常,用低渗盐水,0.45％或 0.6％ NaCl 溶液,血钠太高,亦可用 5％的葡萄糖液加入胰岛素。总量不宜＞1000mL,间断使用,输液速度不宜过快,谨防溶血和脑水肿,若血浆渗透压低至 330mmol/L 时,应停止输入低渗溶液。血压低时,可应用等渗溶液,并可用血浆制品和右旋糖酐。在使用这类药物之前最好先做血型检查,以免用后干扰血型鉴定。补液速度应先快后慢,日输入量的 1/3 在前 4h 内输入,日总量的 2/3 于前 12h 输入。治疗后 4～6h 无尿而血压正常者也可用呋塞米利尿。

②胃肠道补液是很重要的补液途径,尚未昏迷者,应鼓励饮水,昏迷者用温白开水从胃管内注入,每次量 200～300mL,开始每 30min 1 次,以后逐渐延长时间,胃管内补液量可占全日总补液量的 1/3～2/5,此法安全、可靠,尤其适合心脏功能不良者。血压正常时,水分能被充分吸收。

③胰岛素的应用:小剂量胰岛素疗法,同 DKA,全日用量比 DKA 时减少,降糖速度太快可使血管内渗透压下降过快,形成脑水肿。待血糖<14mmol/L 改输 5%葡萄糖并加用对抗量胰岛素。

④补钾及对症处理:血钾正常时同时补钾,应根据血钾水平调节用量。感染、心衰、肾功能不全者可对症治疗。

3.乳酸酸中毒昏迷　乳酸酸中毒是各种不同原因引起的血乳酸持久性增高>5mmol/L 而 pH<7.35 的临床综合征。重症临床上少见,预后严重,死亡率高,糖尿病有肾功能损害者,可在长期大量服用苯乙双胍(DBI)治疗的过程中出现,二甲双胍所致的乳酸酸中毒极为少见,治疗中亦要警惕。

(1)病因及发病机制:当组织产生乳酸的速度增加,细胞外液的缓冲能力减弱,对 H^+ 的清除能力下降。当产生乳酸的速度超过外周组织细胞的清除能力及细胞外液的缓冲能力时,即产生乳酸堆积,按其程度分为高乳酸血症及乳酸酸中毒。糖尿病患者乳酸酸中毒常见于服用双胍类药物的病例选择不当,如选择患有心肺疾病,肝、肾功能障碍或高龄者。双胍类药物可增加糖的无氧酵解,使乳酸增加,降低肝和肌肉细胞对乳酸的摄取,并降低肾脏对乳酸的排泄功能。

(2)临床表现:不同程度的酸中毒症状,如恶心、呕吐、腹痛、腹胀、酸中毒呼吸、倦怠、乏力,逐渐出现意识障碍、循环不良等;或当 DKA 抢救中酮症已消失,但 pH仍低时应考虑乳酸酸中毒存在,尤其在抢救中有休克、意识丧失、肾功能损害更要警惕。实验室检查:pH 降低,多低于 7.20。也有低于 6.80 以下的,血乳酸>5mmol/L。

(3)鉴别诊断:需与 DKA、高渗性昏迷、尿毒症酸中毒、水杨酸中毒等鉴别。

(4)治疗

①停止使用双胍类药物,改用胰岛素治疗。胰岛素可解除丙酮酸代谢障碍,并促进肌肉组织利用乳酸,抑制其产生乳酸。

②纠酸:可用 1.3% $NaHCO_3$ 的等渗溶液,亦可用 5%的 $NaHCO_3$ 溶液纠酸至pH>7.35。

③促进乳酸的排泄:充分输液。

④氧气。

⑤纠正循环障碍。

4.糖尿病患者低血糖反应及昏迷　低血糖是指血浆葡萄糖明显低于正常(<2.8mmol/L)而引起的一种临床表现,在糖尿病患者中血糖水平<3.9mmol/L即为低血糖。

　　(1)低血糖的原因:主要是食量和降糖药物失匹配,常见的因素有:进食少;因感染、某些药物(二甲双胍、阿卡波糖等)引起食欲降低;与硫脲类同用;某些疾病如脑血管意外后遗症的进食困难等,食量减小而降糖药物用量不减;糖类的吸收减少,如慢性腹泻;误服误用降糖药物;对"进食"理解的偏误,如以排骨汤等碳水化合物含量较低的食物代替主食,而餐前胰岛素剂量不减。

　　(2)临床表现

　　①儿茶酚胺释放增多综合征:主要为低血糖刺激交感神经肾上腺能神经兴奋,释放出大量儿茶酚胺,表现为心悸、饥饿感、颤抖、软弱、出汗、心率加快等症状,血压可轻度增高。这种急性低血糖反应在用胰岛素治疗过程中最常见。由于血糖下降的速度、程度及患者的耐受性不尽相同,故临床表现轻重不一,在短期内血糖下降幅度过大,即使血糖在3.9mmol/L以上的正常范围,亦可出现明显的低血糖症状。除了胰岛素以外,口服磺脲类药物(尤其是格列本脲)也可造成低血糖。

　　②脑功能障碍综合征:多为慢性低血糖所致,造成脑细胞供糖、供氧不足所致。由于大脑皮质、间脑、中脑、脑桥和延髓不同程度受累,引起导致临床症状表现不尽相同。a.精神症状为主:如额叶受累重,则在低糖血状态下,出现以精神症状为主的改变,表现为行为、言语的异常,如躁动、易怒,无人物、时间、地点的判断力等。b.意识障碍、抑制为主:淡漠、懒言少语,若未重视,进一步使用降糖药很容易导致昏迷。c.癫痫样发作:抽搐、偏瘫并同时进入昏迷。

　　(3)诊断与鉴别诊断:血糖<3.9mmol/L即可明确诊断。本病应和精神分裂症、脑血管意外、颅内及全身性病变导致的昏迷相鉴别。

　　(4)治疗:一旦低血糖症状出现,立即采血以证实低血糖,同时对轻者口服糖水或食物,重者给予50%葡萄糖40mL静脉注射,症状大多即可缓解。若为低血糖昏迷,其抢救措施如下:

　　①采血检测血糖同上。

　　②迅速升高血糖水平:首先应静脉推注50%葡萄糖溶液40～60mL,继以5%～10%葡萄糖溶液静脉输注。一般推注葡萄糖溶液后血糖可迅速达到3.9mmol/L以上,患者立即或于短期清醒,清醒后静脉滴注葡萄糖溶液,根据病情维持时间可达数日,尤其是口服格列本脲后发生低血糖者,低血糖时间可达7d。即使在静脉滴注葡萄糖溶液的过程中,有时也可再度昏迷。此时推注50%葡萄糖溶液可立即清醒,因此需强调输入葡萄糖的速度,单位时间内必须输入足量的糖,以输液的浓度、速度进行调整。如仍反复出现低血糖昏迷或精神症状,或症状不能彻底缓解,则可加用糖皮质激素(如地塞米松5mg,静脉注射,或氢化可的松100mg

静脉滴注,或高血糖素 1mg 肌内注射),血糖多能稳定下来。

③脱水治疗:低血糖昏迷长达 6h 以上,需予以脱水治疗:20%甘露醇 125～250mL,每 6～8h 静脉注射 1 次。对昏迷时间长的患者,用甘露醇脱水数日后,还需维持缓慢脱水,换用甘油/果糖/氯化钠滴注数日。总脱水时间可达 10～14d,可能有助于减少低血糖脑损害的后遗症。

④其他:对昏迷时间长的患者可给予纳洛酮等以促醒。低血糖会使心肌供能受到影响,致使心肌收缩力减弱,尤其当心衰和肾衰并存时,在低血糖状态下利尿效果极差,只有提高血糖、强心、利尿才有疗效。在糖尿病急症昏迷的病例中,值得注意的还有患者在开始表现为癫痫发作,随即昏迷,此时无乳酸酸中毒、低血糖以及其他原因所致昏迷,仅有严重的高血糖,经控制血糖及对症治疗后患者逐步清醒。

八、糖尿病伴高血压的药物控制

糖尿病伴高血压颇常见,较非糖尿病患者明显增高。血压控制良好,对减轻心脑血管疾病和肾脏病均有十分重要的意义。一般糖尿病患者的降压目标是<130/80mmHg;老年或伴严重冠心病的糖尿病患者血压目标是<140/90mmHg。

1.治疗　收缩压 130～139mmHg 或者舒张压 80～89mmHg 的患者可以仅接受生活方式治疗,如果 3 个月血压仍不达标,则加用降压药物治疗。在诊断或随访时,较严重的高血压患者(收缩压≥140mmHg,或者舒张压≥90mmHg),除接受生活方式治疗外,还应接受药物治疗。高血压的生活方式治疗包括超重者减轻体重;低盐饮食,增加钾摄入的饮食方式;适量饮酒;增加体力活动。合并高血压的糖尿病患者药物治疗方案应该包括血管紧张素转化酶抑制剂(ACEI)或者血管紧张素受体拮抗剂(ARB)。如果某一类药物不能耐受,应该用另一类代替。为使血压控制达标,常需多种药物联合治疗(最大剂量的 2 种或多种药物)。如果已经应用 ACEI、ARBs 或利尿剂,应监测肾功和血钾水平。患糖尿病和慢性高血压的孕妇,为了母亲长期健康和减少胎儿发育损害,建议血压目标值为(110～129)/(65～79)mmHg。妊娠期间,ACEI 和 ARBs 均属禁忌。

2.ACEI　可做首选,一是对糖代谢无直接介入作用;二是对糖尿病肾病蛋白尿有防治作用,合并各种病因所致的心力衰竭更是良好的用药指征。对肾功能损害、主动脉瓣狭窄、容量不足患者用药需慎重。对于既往有血管性水肿、双侧肾动脉狭窄、孤立肾伴肾功能不全者应禁用。用药过程中监测肾功能,如 GFR 估算值(eGFR)减少 25%或肌酐上升 30%应马上停药。

用法:短效制剂,如卡托普利,3 次/日,12.5～25mg/次;长效制剂,如培哚普利(雅施达)4～8mg/次,1 次/日;贝那普利(洛订新)5～10mg/次,1 次/日;卡托普利25～50mg/次,2～3 次/日。

3.ARB　能拮抗 Ang Ⅱ 对心血管的作用,适应证及用药注意事项与 ACEI 相似,但用药时无干咳等不良反应。常用的药物有氯沙坦、厄贝沙坦、替米沙坦、颉沙坦等。

用法:厄贝沙坦起始剂量 75～150mg/次,1 次/日;替米沙坦 40～80mg/次,1次/日;颉沙坦 80mg/次,2～3 次/日。

4.钙拮抗剂　降压效果良好,短效制剂硝苯地平,每 6～8h 服用 1 次,如血压过高等紧急降压时可舌下含服,以迅速取得降钙效果。但应尽量选择长效制剂如长效硝苯地平、氨氯地平(络活喜)、硝苯地平控释片(拜新同)等,控制血压作用均缓慢持久,可防止血压大幅度波动造成对血管壁的冲击,降压效果良好。

5.β 受体阻滞剂　不论是选择性或非选择性者,均可抑制低血糖时交感兴奋的症状,具有升高甘油三酯、降低 HDL 的作用。非选择性者还可延迟低血糖恢复。对有明确的适应证,如频繁的心绞痛发作伴心率增快或顽固性高血压仍可选用。

九、糖尿病的脂代谢紊乱

糖尿病患者脂代谢紊乱伴发率较非糖尿病患者明显升高,由于 2 型糖尿病患者 80% 以上多死于心脑血管疾病,其脂代谢异常的特点为高 TG、低 HDL 常常伴有高 LDL-C,故要重视并同时针对脂代谢异常进行调脂治疗。HDL 正常者选用他汀类药物,而低 HDL 者应选用贝特类药物。总之,2 型糖尿病患者在控制血糖的同时一定要同时高度重视降压、调脂治疗,以延缓心脑血管病变的发生与恶化,降低死亡率。

十、糖尿病与妊娠

糖尿病妊娠是指患者妊娠前已诊断患有糖尿病,占糖尿病孕妇的 10%～20%。妊娠期糖尿病指妊娠期间发现的血糖增高、尿糖阳性,占 80% 以上。随访观察表明妊娠期糖尿病患者分娩后约 1/3 发展为糖尿病,约 1/3 发展为 IGT,约1/3 恢复至正常。应在分娩后 6 周重做 OGTT 进行评价。由于妊娠各期胎儿发育、胎盘分泌的抗胰岛素激素(如生长激素、雌激素、胎盘胰岛素酶等)的增加,故胰岛素用量在妊娠中、后期较妊娠前的用药有所增加。

妊娠期高血糖的处理如下。

（1）饮食疗法：和非孕患者相同，但热量可适当放宽，蛋白质 1.5～2.0g/（kg·d），并适当补钙、铁及叶酸等。

（2）降糖目标：应该使用胰岛素治疗。胰岛素不透过胎盘，不会因胰岛素直接引起胎儿低血糖死亡。对于糖尿病合并妊娠患者，在不发生低血糖的前提下，孕期血糖控制理想范围为 FPG 或餐前血糖维持在 3.9～5.4mmol/L，餐后峰值血糖维持在 5.4～7.1mmol/L，平均血糖值≤6.1mmol/L。对于妊娠糖尿病患者血糖控制目标为 FPC 或餐前血糖为 3.3～5.3mmol/L，餐后 1h 血糖≤7.8mmol/L，餐后 2h 血糖≤6.7mmol/L，HbA1c＜7.0%，一般妊娠早期用量较妊娠前减少 1/3 左右，中期开始逐渐加量，末期用量较孕前用量更大，一旦分娩后应立即减少用量，以免发生低血糖反应。为保证分娩日产妇有足够的能量，可静脉滴注 5%～10% 的葡萄糖，以葡萄糖∶胰岛素＝（2～8）∶1 输入，依据检测的血糖水平选用。

（3）对剖宫产手术者，手术日摄入糖应为 200～250g，妊娠糖尿病患者禁用磺脲类口服降糖药，因药物可透过胎盘，到达胎体内，刺激胎儿胰岛增生，分泌过多胰岛素，造成胎儿低血糖甚至死亡，也可促成巨大胎儿发生或致畸。双胍类可致胎儿乳酸酸中毒。阿卡波糖不宜用于孕妇。

（4）血糖控制不良或患者不能正确掌握治疗要求，应当住院；妊娠 32～36 周，宜住院治疗直至分娩；一般于 37 周左右行进行引产或剖宫产。

十一、住院患者血糖管理

目前对住院高血糖的诊断标准定义为患者住院期间任意时点的血浆葡萄糖水平＞7.8mmol/L 作为住院高血糖的诊断标准。相关研究证实血糖控制并非越严格越好。与严格降糖相比，常规降糖可使 ICU 患者，病程较长或心血管风险较高的糖尿病患者获益更大。因此临床对于住院患者的血糖管理应遵循以下原则：针对不同患者应制订个体化血糖控制目标；一般情况下不必快速降糖，快速使血糖达标；糖尿病患者在住院期间不一定要血糖达标；降糖治疗时应尽量避免患者出现低血糖，尽量避免超重及肥胖患者增重；不升高宽松血糖管理者感染和高血糖危象的风险。

1.血糖控制目标分层　　血糖控制目标分为宽松控制、一般控制以及严格控制 3 层。

①宽松控制：是指空腹血糖（FPG）或餐前血糖维持在 8～10mmol/L，餐后 2h

血糖或不能进食时的任意时点血糖水平维持在 8～12mmol/L。

②一般控制：是指 FPG 或餐前血糖维持在 6～8mmol/L，餐后 2h 血糖或不能进食时的任意时点血糖水平维持在 8～10mmol/L。

③严格控制：是指 FPG 或餐前血糖维持在 4.4～6.0mmol/L，餐后 2h 血糖或不能进食时的任意时点血糖水平维持在 6～8mmol/L。

2.不同患者的个体化血糖控制

(1)ICU 患者包括外科 ICU 患者及内科 ICU 患者的血糖控制应采用宽松标准进行血糖控制目标管理。ADA 和 AACE 推荐的院内血糖控制目标如下：

①对 ICU 患者建议为 7.8～10mmol/L，不建议＜6.1mmol/L。

②对非 ICU 患者建议为餐前血糖＜7.8mmol/L，随机血糖＜10.0mmol/L。若＜5.6mmol/L，需密切注意；若＜3.9mmol/L，需调整方案。

③血糖控制目标尚需个体化，推荐使用已证实安全有效、低血糖发生率低的治疗方案。危重期应首选静脉胰岛素输注，非危重患者首选基础餐时胰岛素皮下注射治疗，大部分患者不适合使用口服降糖药。

(2)非妊娠、非手术住院患者：对于新诊断、病程较短、无并发症或严重伴发疾病的非老年(＜65 岁)糖尿病患者，如其治疗依从性好，既往降糖治疗期间无低血糖及增重等不良反应发生，且有医疗条件和健康需求者，建议采用严格标准。

(3)对于低血糖高危患者，糖尿病病程＞15 年，有无感知性低血糖病史，有严重伴发疾病(如肝肾功能不全或全天血糖波动较大，并反复出现低血糖症状)者，住院期间应加强血糖监测，避免低血糖的发生是临床血糖管理的前提条件，建议对此类患者采用宽松标准。

(4)对于已患有心脑血管疾病的患者，建议采用宽松目标，甚至最高血糖可放宽至 13.9mmol/L。对于心脑血管病高危人群，建议采用一般标准。

(5)对于肝肾功能不全患者，应采用宽松标准，最高血糖可放宽到 13.9mmol/L。接受糖皮质激素治疗的患者，应采用一般标准。超老年(≥80 岁)患者应采用宽松标准。预期寿命＜5 年患者，应采用宽松标准，最高血糖同样可放宽到 13.9mmol/L。

(6)对于整形等精细手术患者，围术期应采用严格标准。对于器官移植手术患者，围术期应采用一般标准。急诊手术的围术期血糖控制目标与相应择期手术标准相同。

第五章　内分泌代谢疾病相关综合征

第一节　多发性骨纤维营养不良症

骨纤维营养不良症为鸟苷酸结合蛋白(G蛋白)病中的一种,病灶部位的骨小梁被大量增生的纤维组织取代,骨皮质变薄,易于发生骨折及畸形。根据病变性质,全身性病变可分为单骨型和多骨型两种,若仅单一骨骼受累,称为单骨型骨纤维营养不良症(MOFD),发病年龄多见于十余岁至二十余岁;若存在多个骨骼受累,称为多骨型骨纤维异常增生症(POFD),多于10岁以前发病。在POFD患者中,同时具备骨骼损害、性早熟和皮肤色素沉着3个特点,称为McCune-Albright综合征(MAS)。所有患者均为散发,未见有家族性发病或遗传史者。

一、病因

未完全阐明,G蛋白中的GSα亚单位基因激活性突变可能是本病发生的重要原因。常见的突变为20号染色体长臂8号外显子Arg 201 His或Arg 201 Cys错义点突变,导致GSα亚单位异常激活,使病灶部位细胞内cAMP异常增高,进而活化cAMP依赖性受体(如ACTH、TSH、FSH、LH受体),从而引发一系列改变。

二、发病机制

①Fos蛋白过度表达,影响细胞增生分化的正常过程,导致骨发育不良和骨组织畸形;②IL-6分泌增加,刺激病灶周围破骨细胞骨吸收;③血小板衍生生长因子(PDGF-B)升高,促进成纤维细胞增生并激活破骨细胞;④刺激cAMP依赖性受体(如ACTH、TSH、FSH、LH受体),使相关靶激素的作用增强。例如,卵巢持续活化导致雌激素过度分泌,出现不依赖于促性腺激素释放激素(GnRH)的女性假性性早熟表现;皮肤黑色素细胞分泌黑色素增多引起皮肤色素沉着;对PTH抵抗导致骨质软化和佝偻病。

三、临床表现

1.骨骼损害

(1)多骨型病病变可累及身体双侧或以一侧,下肢、股骨、胫骨和骨盆较常见,较少累及的部位为肋骨和颅骨,可累及颅底。单骨型病变常累及股骨、胫骨和肋骨,30％累及颅面骨,尤其是上、下颌骨和颅骨顶部。

(2)骨损害大多数因骨骼局灶性疼痛、畸形或骨折就诊,单骨型患者可无任何症状,多由于其他原因拍摄 X 线片确诊。骨骼灶性病变由纤维结缔组织和散在的未成熟的交织骨和软骨组织结节组成,病变自骨髓腔向骨皮质膨胀性侵犯,导致骨皮质变薄,可有液化、囊变、出血和结节内骨化,形成局灶性畸形,累及骨承重部位可导致跛行和病理性骨折。

(3)颅底骨质增生硬化常压迫脑神经,波及视神经时,导致视神经萎缩。面骨过度增生,使面容不对称,鼻窦闭塞。脊柱、骨盆和四肢长骨损害导致骨畸形、病理性骨折及骨痛。

2.皮肤色素沉着

(1)发生于骨骼病变的同侧,多为局限性深褐色扁平斑(咖啡斑),形状不规则,常为小片状分布,多见于背部,亦可见于口唇、颈背、腰臀部和大腿等处。

(2)在出生时可不明显,但随年龄的增长或阳光暴晒而明显加重、变深。

(3)色素沉着的外形与骨病变的多少有关。如色素沉着边缘清晰,一般仅单一骨受累;若边缘不清,呈地图状,一般为多部位骨受累。

3.假性性早熟

(1)主要见于女性,性早熟多在 6 岁以前开始,平均发育年龄为 3 岁(最早为出生后第 1 个月),病因不清。

(2)通常以周期性阴道出血为最早表现,继之乳腺发育、腋毛及阴毛生长,没有发现排卵的迹象,血浆雌激素正常或显著升高,促性腺激素水平低于正常甚至监测不到。

(3)年幼患者血清 LH 和 FSH 对 GnRH 刺激无反应。这些女性在数年后会出现正常的中枢启动型青春期,有正常的生殖功能。

4.其他病变

(1)MAS 典型的内分泌异常为女性假性性早熟,其他较少见的内分泌病变有甲状腺功能亢进症、库欣综合征、肢端肥大症、巨人症、高泌乳素血症、甲状旁腺功能亢进症、男性性早熟等。

（2）高磷酸尿和低磷血症佝偻病或骨质软化可与 MAS 合并存在。有一些存在广泛骨损害的患者伴发低血磷、高尿磷性佝偻病或软骨病。

（3）肥胖为 GSα 基因突变的主要表型形式之一，其机制未明，目前认为脂肪细胞对肾上腺素的脂肪分解作用不敏感，从而导致肥胖。

（4）肝异常包括严重的新生儿黄疸、肝酶活性增加，肝活检时发现胆汁淤积和胆管异常的表现，有时可为 MAS 的首发症状。

（5）心脏异常包括心脏扩大、持续心动过速和猝死。非典型心肌细胞肥厚在组织学上也表明有内分泌异常的作用。

四、辅助检查

1.影像学检查

（1）病变易累及股骨、胫骨、肋骨及颜面骨，正常骨组织被异常增生的纤维组织取代，表现为不同程度的骨膨胀和骨皮质变薄，但骨外形完整，脊柱和长骨常伴病理性骨折。

（2）X 线片可表现为囊状、毛玻璃样、丝瓜络状、虫蚀状等改变。曾发生骨折的病灶区域的皮质骨可有硬化表现。

（3）在头颅、脊柱和骨盆等部位，螺旋 CT 扫描加骨的三维重建是发现本病骨损害的较敏感方法。

（4）MRI 能显示大部分在 X 线平片或 CT 片上不能显示的病灶（如坏死、液化、出血），如纤维或纤维骨样组织病灶在 T_1 加权像和 T_2 加权像均呈低信号。

2.生化或放免检查　血清钙、磷通常是正常的，根据合并内分泌异常不同，可存在不同改变。如合并甲状旁腺功能亢进症，则血钙可升高，尿磷增多，血磷降低，血 ALP 增高；合并性早熟者，血清雌激素、孕激素或雄激素水平增高；合并肢端肥大症和高泌乳素血症则可测得增高的 GH 或 PRL 等。

3.基因分析　利用 PCR 扩增患者血液和病变组织细胞 DNA 的片段产物，用变性梯度凝胶电泳和特异性对耦联微量核苷酸杂交的方法可分析出基因的 R201C 和 R201H 的突变，从而为 MAS 提供分子病因的诊断和治疗依据。

4.病理检查　一般无必要，如诊断有困难，可活检病变皮肤或对有病变的骨骼进行病理形态检查。本病的骨骼呈纤维结构不良改变，纤维组织丰富，新生的骨小梁被挤压。如条件允许，应同时取骨病变组织做 Gsα 亚单位基因突变分析。

五、诊断与鉴别诊断

可根据临床表现进行诊断,单骨型病变需与单腔骨囊肿、内生软骨瘤、巨细胞瘤、骨嗜酸性肉芽肿等鉴别。多骨型鉴别的疾病包括以下几种。

1.变形性骨炎(Paget 病)　发病年龄极具特征性,25 岁以前很罕见,大部分患者于 40 岁以后发病,X 线片表现无毛玻璃样改变,血 ALP 明显升高。

2.神经纤维瘤病　可有骨损害及皮肤咖啡斑,此病的色素斑比骨纤维异常增生症数量多、分布广泛且边缘光滑,常出现在腋下皮肤皱褶处,不合并内分泌异常,亦无性早熟。

3.甲状旁腺功能亢进症　患者血、尿之钙、磷水平均有变化,无皮肤色素斑,无内分泌改变。

六、治疗

此病有自限倾向,20 岁后骨损害常可停止发展进入静止期,以下措施可改善一些临床症状,提高患者生活质量。

1.骨病的药物治疗

(1)降钙素:降钙素 50～100U 隔日或每周 2 次,肌内注射,有人认为该药对骨畸形造成的局限肿胀和骨折刺激神经末梢引起的疼痛有明显镇痛作用。

(2)二磷酸盐制剂:每日口服 20mg/kg EHDP,疗程 6 个月至 1 年;或静脉滴注帕米膦酸盐 60mg/d,连用 3d,每 6 个月重复 1 次,在治疗 2～3 个疗程后,骨痛及步态异常消失,肢体长度无变化,血 ALP 和尿羟脯氨酸下降。

2.骨矫形治疗　对于 MAS 的肢体畸形严重者,可行截骨矫形术。刮除病灶骨,采用植骨与内固定,术后有可能复发。

3.性早熟的治疗

(1)羟孕酮(MPA):5～10mg/d,可抑制 FSH、LH 的分泌,使乳腺缩小,月经停止,少数患者有恶心、呕吐、乏力和嗜睡等不良反应,有肝、肾功能不全者慎用。

(2)甲地孕酮(达那唑):能抑制促性腺激素的分泌高潮,不抑制正常体内 FSH 和 LH 的基础水平,常用量为 50mg,每日 1～2 次或酌情调整剂量。需定期检查肝功能,肝功能不全者禁用大剂量本品。

(3)甲羟孕酮:每次 100～200mg,每 2 周肌内注射 1 次,作用、疗效与 MPA 类似。

(4)酮康唑:具有抑制肾上腺和性腺类固醇合成的作用,每次 200mg,每日 3

次。治疗 1 年后,性早熟可得到遏止。不良反应有皮肤瘙痒、皮疹和肝功能异常,停药后可恢复。

(5)睾酮内酯:能抑制雌激素分泌,也促进骨的纵向生长和骨骼的成熟,每日 20～40mg/kg,对非促性腺激素依赖性性早熟疗效肯定。

对于肢端肥大症和高泌乳素血症可口服多巴胺受体激动药溴隐亭。多发性骨纤维增生引起的视神经受压,可行外科视神经减压处理。

第二节　Kallman 综合征

Kallman 综合征(KS)又称低促性腺激素型性功能减退综合征,主要表现为促性腺激素分泌不足的性腺功能减退合并嗅觉丧失或减弱,是一种罕见的先天性遗传病。1944 年由 Kallman 最早报道,因此称 Kallman 综合征,根据其临床特点亦称嗅神经-性发育不全综合征。本病可呈家族性或散发性发病,男、女均可发病,男性发病率约为 1/10 000,女性发病率约为 1/50 000。部分患者可伴其他神经缺陷,如神经性耳聋及色盲,少数患者合并垂体生长激素缺乏。

一、病因

Kallman 综合征的遗传方式有 3 种:常染色体显性或不完全显性遗传,常染色体隐性遗传,X 连锁隐性遗传。主要病变在下丘脑及邻近的嗅觉中枢,导致下丘脑分泌 GnRH 不足是本病的主要发病原因。X 染色体上的基因 KAL-1 已被确认,近年来常染色体显性方式遗传的成纤维细胞生长因子受体 1(FGFR1 或 KAL-2)基因也被确认,而常染色体隐性遗传方式的基因(KAL-3)尚未被确定。

二、发病机制

X 连锁隐性遗传的发病机制相对比较清楚。胚胎早期 Xp22.3 区域的 KAL-1 基因突变,KLA 黏附蛋白翻译障碍,影响促性腺激素释放激素神经细胞迁移,下丘脑完全或不完全丧失合成、分泌 GnRH 的能力,进而引起性腺功能低下及嗅觉障碍。KAL-1 基因的突变有 3 种类型:①错义或无义突变;②剪切位点的突变;③基因内的缺失和染色体的缺失。在家族性的 Kallman 综合征中,带有 KAL-1 突变基因的男性表现为青春期发育延迟、促性腺激素不足型性腺功能减退等临床症状,而带有 KAL-1 突变基因的女性没有特殊表型。然而,KAL-1 突变基因仅在 14% 的 X 连锁的家系和 11% 的男性散发病例中被发现,大多数 Kallman 综合征还是由常染色体上的基因所致。

　　FGFR1 基因的突变占 Kallman 综合征病因的 10％，受累者表现为嗅觉丧失、发育迟缓和发育异常的生殖器官，也可表现为牙齿发育不全、唇裂、腭裂。KAL-1 基因和 FGFR1 基因的突变可以解释 Kallman 综合征部分患者的发病机制，但对那些不含有这两种突变基因的患者和常染色体隐性遗传方式患病的个体，还有所涉及的遗传因素目前尚不清楚。

三、临床表现

　　1.性幼稚与嗅觉减退　　90％以上的患者症状典型，为性腺发育不全伴嗅觉丧失或减退。典型症状包括以下几种：①类宦官体型，性幼稚状态，第二性征缺乏，骨龄发育迟缓，临床检查发现双侧睾丸体积小如黄豆，精液检查无精子；②伴有多种先天性缺陷，如嗅觉障碍、色盲、听力减退、智力差、隐睾、唇颌裂等；③选择性垂体-性腺轴功能减退，LH 和 FSH 水平低下伴血清睾酮（T）水平降低，而其他轴系功能正常（少数患者合并生长激素缺陷）。

　　2.GnRH 停止释放可出现在任何年龄　　大部分患者为先天性缺乏，但少部分患者可在青少年或成年后发病，因此性腺功能减退可多种多样，且个体之间有很大的差异。青春期前发病者，男性患者表现为睾丸体积小，无精子发生，少数患者表现为隐睾；青春期后发病者一般在 20～30 岁，其睾丸体积接近正常，质地软，继发性不育。女性患者表现为自幼嗅觉丧失或减退，青春期延迟伴原发性闭经，病情较轻者可有稀发月经，但一般不孕，内、外生殖器均呈幼稚型，身材正常或较高，四肢瘦长，智力正常或稍差，血卵泡刺激素（FSH）、黄体生成素（LH）、雌二醇（E_2）呈低水平或测不到。

四、辅助检查

　　1.垂体性腺轴激素检查　　男性患者血清睾酮水平低下，女性患者 E_2 水平低下。男性、女性患者 LH 和 FSH 均低下。

　　2.GnRH 兴奋试验　　各种不同类型的 Kallman 患者垂体对 GnRH 刺激试验的反应波动于无反应或反应很差与有不同程度的反应之间，因此不能根据 GnRH 刺激试验的结果作为诊断的依据。

　　3.染色体检查　　患者染色体检查均为正常核型，男性为 46，XY，女性为 46，XX。

　　4.MRI 检查　　嗅觉器官的形态学异常，通过 MRI 检测是最好的方法。患者

MRI 检查均有嗅觉系统异常表现：嗅球、嗅沟未见显示或嗅沟、腺垂体发育不全等。

五、诊断

典型病例通过临床表现和辅助检查诊断并不困难，但有些非典型病例需仔细询问和查体，诊断的主要依据如下：①无颅内器质性或占位性病变的性幼稚型；②血清促性腺激素和睾酮明显低下，除少数患者有生长激素缺乏之外，无其他轴系激素的异常；③可能有多种先天性缺陷或畸形；④性染色质阴性，染色体核型为 46，XY（XX）；⑤部分患者可能有阳性家族史，但散发性患者并无家族史。

六、鉴别诊断

1.青春期发育延迟　青春期发育延迟指男、女儿童达到正常青春发育年龄而无性发育的现象，原因包括体质性青春期发育延迟、全身性疾病或营养不良所致青春不发育和性腺发育不全，嗅觉均正常。体质性青春期发育延迟与 Kallmann 的早期鉴别诊断始终是一个十分棘手的内分泌难题，但体质性青春期发育延迟骨龄进展至青春发育期时，夜间 LH 脉冲性分泌开始出现，而 Kallman 综合征无此种脉冲性分泌。

2.后天获得性低促性腺激素型性腺功能减退（AHH）　继发于垂体病变，促性腺激素分泌停止或减少引起继发性睾丸功能衰竭。重复 GnRH 刺激试验有利于鉴别 Kallman 综合征与 AHH，后者对 GnRH 多次重复特别是脉冲式给药无增高反应，而前者一次刺激可能无反应或反应差，但多次重复刺激后可能达到正常反应。

3.特发性低促性腺素性功能减退症　由于患者下丘脑分泌 GnRH 的神经元缺如或数目减少、功能低下，或者 GnRH 基因异常，导致血促性腺激素（LH、FSH）水平很低，性激素（T 和 E_2）水平也低。患者性功能减退程度轻重不一，但不伴有嗅觉障碍，也无颅内器质性病变或垂体疾病。

4.高促性腺激素型性功能减退症　在男性和女性分别为 Klinefelter 综合征（克氏综合征）和 Turner 综合征。Klinefeltei 综合征又称先天性睾丸发育不全综合征，患者男性第二性征发育差，有女性化表现，无胡须，体毛少，身材高大，睾丸小，无精子发生；Turner 综合征又称先天性卵巢发育不全综合征，临床特征包括原发性闭经、子宫发育不良、乳腺发育差、外生殖器幼稚、身材矮小、后发际低、颈短而蹼颈、肘外翻等。上述综合征临床表现均与 Kallman 有相似之处，但均无嗅觉丧失或减退；实验室检查血睾酮水平低下，血 FSH 和 LH 升高，提示为高促性腺激素型性功能减退；染色体检查 Klinefelter 综合征最常见为 47XXY，Turner 综合征为 45X，可资鉴别。

七、治疗

目前尚无根治措施，仅限于替代治疗。激素替代方法的选择取决于治疗目的。

1.GnRH 脉冲治疗　可促进腺垂体分泌 LH、FSH，刺激睾丸 Leydig 细胞分泌睾酮和生精上皮细胞产生精子，同时促进附性腺器官的发育和成熟，由于治疗费用高昂、设备限制，此种治疗方案使用较少。

2.性激素或 HCG 替代疗法　为了促进及维持性功能及第二性征，可给予睾酮或雌激素类制剂进行替代治疗；男性也可给予 HCG 2000～4000U，每周 3 次肌内注射；部分患者可在 HCG 治疗 6～8 周后血睾酮达到正常或正常低限水平。

3.促性腺激素治疗　有生育要求者为了促进生育能力，可同时使用 HCG 和 HMG，HCG 2000～4000U，每周 3 次肌内注射；HMG 75～150U，每周 3 次肌内注射，以促进精子生成或排卵，但效果欠佳。

第三节　肥胖型生殖无能综合征

肥胖性生殖无能综合征又称肥胖性生殖无能性营养不良、脑性肥胖症、神经垂体营养不良综合征、Babinski-Frohlich 综合征、Lenosis-Cleres 综合征及 Frohlich 综合征，1901 年由 Frohlich 首先报道。病变主要累及下丘脑腹内侧核或结节部附近，引起促性腺激素释放激素分泌不足，下丘脑-垂体-性腺轴功能障碍。临床上主要表现为肥胖、性腺发育不全或性腺功能障碍，同时伴有代谢异常。男、女发病率相仿，多于青春期前发病。

一、病因

垂体肿瘤、颅咽管瘤压迫下丘脑是最为常见的原因，其次为脑炎、脑膜炎、脑脓肿、胆脂瘤、颅内结核、颅脑外伤等，颅底创伤偶可引起。此外，有些患者虽经多种检查甚至病理解剖亦未能发现有器质性病变，无明显原因可查，可能为特发性。

二、发病机制

肥胖性生殖无能综合征的性功能低下属于下丘脑源性。多种原因可引起下丘脑 LHRH 分泌障碍,导致 LH 及 FSH 分泌减少,出现继发性腺功能低下。动物实验证实,累及正中隆起时,促性腺激素释放激素分泌低下,性功能不全,可使生殖器萎缩。至于发生肥胖的原因,则不是由于缺乏某种垂体激素,而是由于下丘脑的损害。动物实验证明:损坏下丘脑的腹内侧核及正中隆起,患者的饱感丧失而多食、肥胖。累及腹内侧核时,胰岛素分泌亢进,致使食欲亢进,多食而肥胖。本病有时可伴有骨骼生长障碍,与下丘脑生长激素释放因子及(或)垂体生长激素分泌不足有关。

三、临床表现

本综合征男、女发病率相仿,多于青春期前发病。

1.肥胖　肥胖通常为中等度,多数在短期内迅速出现,呈不均匀性肥胖,以颈部、躯干及肢体的近端部最为显著。特别是乳房区、骨盆周围及耻骨联合区。由于脂肪的异常分布,骨盆显得宽大,四肢相对细小。男孩常有乳房发育,故男性患者呈女性体型。

2.形体特点　患者身高生长可为正常、延迟或反而较正常迅速,高于正常,面部及四肢相对为细,手指、足趾纤细,指(趾)甲小,可有不同程度的膝外翻,肌肉张力减退,因而关节过度伸直。皮肤多苍白、柔软、干燥。年龄较大者皮肤可呈细皱纹状,腹部两侧及髋部周围常有白色萎缩性条纹。

3.性发育不全或功能减退　青春期前发病者性器官及第二性征发育低下、迟缓,男孩呈小睾丸、小阴茎或隐睾,第二性征缺如。女孩外阴呈幼稚型,至青春期无月经来潮,无阴毛及其他第二性征。成年后发病者,男性逐渐出现性功能减退,女性出现闭经,第二性征逐渐减退,生育功能丧失。

4.伴下丘脑综合征表现　由于下丘脑损害,可伴有尿崩症,体温不稳定及嗜睡,智力大多正常,亦可智力减退。

5.原发疾病表现　如原发疾病为肿瘤,则可由于视交叉受压迫而引起两颞侧偏盲。可有头痛,到晚期出现颅内压增高的表现,如恶心、呕吐、头痛、视力障碍、视盘改变、失明。

四、辅助检查

1.性激素测定　血、尿中 FSH、LH 减少或消失。

2.葡萄糖耐量试验　葡萄糖耐量常降低。

3.眼底检查　常有视盘水肿。

4.病理检查 睾丸活检示曲细精管明显萎缩,间质纤维化,无成熟精子。

5.染色体检查 染色体无异常。

6.头部 X 线检查 可显示蝶鞍损伤和钙化,视神经交叉神经胶质瘤患者,除有肥胖性生殖无能外,X 线检查可见视神经孔扩大征象。

7.头颅 CT 和 MRI 检查 可发现占位性病变。

五、诊断

本综合征的诊断主要依据原发疾病、肥胖、性发育 3 个特点,无原发疾病者诊断较为困难,内、外生殖器官发育不良如在青春前期则诊断不易,如有下半身肥胖,应考虑本病的可能。

六、鉴别诊断

1.与单纯性肥胖鉴别 此类肥胖最为常见,以均匀性肥胖为主要表现,除肥胖外无其他阳性体征,无神经-内分泌功能失调现象,可伴有一定程度的代谢异常。

2.Klinefelter 综合征 又称曲细精管发育不全,以小睾丸、男性乳房增生、生精功能低下和血清 FSH 增高为主要特征,性腺激素测定有助于诊断。

3.Laurence-Moon-Biedl 综合征 又称为性幼稚-视网膜色素变性-多指(趾)畸形综合征,有遗传倾向,其主要临床表现为有肥胖、多指(趾)畸形及色素性视网膜炎,此外,还有生殖器官发育不良、智力低下、侏儒症等。

4.Prader-Willi 综合征 又称为肌张力低下-性功能低下-肥胖综合征,呈常染色体隐性遗传,除肥胖、原发性性功能低下外,尚有肌张力低下、智力低下、肌肉松弛及其他畸形。

七、治疗

治疗主要针对原发病的治疗及内分泌紊乱的治疗两个方面。

1.原发病治疗 确诊下丘脑或垂体等部位肿瘤者,可施行放射治疗或手术治疗。

2.内分泌紊乱治疗 性腺功能减退可用 LHRH、HCG 或性激素替代治疗。①雄激素替代治疗:男性患者每日口服甲睾酮制剂 30mg 或肌内注射丙酮睾酮 25mg,每周 3 次。还可以选用长效睾酮制剂肌内注射,如庚酸睾酮,第 1 年,每次 50mg,肌内注射 1～2 次;第 2 年,每次 100mg;第 3 年,每次 200mg。女性患者可采用雌激素替代治疗。②促性腺激素治疗:HCG 1000～1500U,每周 3 次肌内注射。或应用人工合成 GnRH 10 肽脉冲型自动输注泵间歇输注治疗,每次12.5mg,间歇 90min 自动输注 1 次。③甲状腺功能低下时以甲状腺激素制剂替代治疗。④肥胖可用饮食控制及应用西布曲明。

第四节　反馈性垂体腺瘤综合征

反馈性垂体腺瘤综合征,通常称作 Nelson 综合征,系指因为治疗库欣综合征行双侧肾上腺皮质切除后出现进行性色素沉着、血浆 ACTH 活性增高,继之发生垂体不染色腺瘤的一组病症。1958 年 Nelson 首次报道了 1 例库欣综合征患者行双侧肾上腺切除术后 3 年发生垂体嫌色细胞瘤,伴有进行性皮肤色素沉着及血浆 ACTH 活性增高,同时不受静脉输注皮质素的抑制。此后该症候群被命名为 Nelson 综合征。本病发病率国内外报道不一致,国外报道 Nelson 综合征的发病率比国内高得多,据统计,在库欣综合征行双侧肾上腺切除术后出现典型的 Nelson 综合征临床表现的发生率高达 10％～50％。

一、病因与发病机制

多数学者认为库欣综合征患者行双侧肾上腺全切前垂体已存在 ACTH 腺瘤。由于术后肾上腺皮质激素分泌过低,垂体失去了肾上腺皮质激素的反馈抑制,原已存在的垂体瘤进行性增大,分泌大量促肾上腺皮质激素和黑色素细胞刺激素(ACTH 和 β-LPH 片段),导致垂体瘤的形成和发展。据报道,在尸检库欣综合征时垂体肿瘤的发现率可达 50％,大部分瘤体很小,显微镜下才能识别。目前认为该垂体瘤没有自主分泌性,其 ACTH 分泌是受下丘脑控制的。此外,Nelson 综合征的发生还有以下几种情况。

1.家族性糖皮质激素抵抗症(FGR)　Stratakis 于 1994 年报道家族性糖皮质激素抵抗症(FGR)患者中部分人发生了 Nelson 综合征。糖皮质激素抵抗症是一种少见的基因突变性遗传病,其特征为糖皮质激素不能与其受体结合,从而代偿性促使血浆 ACTH 和皮质醇水平升高,以致诱发 Nelson 综合征。患者可部分或全部丧失库欣综合征的临床特征,但可有 Nelson 综合征的临床表现。女性患者可因雄性激素分泌过多而发生痤疮、多毛、月经不规则、不孕。男性患者可伴有不育或儿童的性早熟。患者症状不能用外源性糖皮质激素来消除。近年来研究表明,糖皮质激素受体和受体蛋白基因的突变除与上述糖皮质激素抵抗症、Nelson 综合征有关外,还很有可能与白血病等疾病相关。

2.多发性内分泌腺瘤　基因突变多伴有结节性肾上腺增生,在接受双侧肾上腺全切后某些伴有 ACTH 腺瘤的多发性内分泌腺瘤患者可发生 Nelson 综合征。

3.年龄　据报道,20 岁前接受肾上腺切除术的患者 100% 发生 Nelson 综合征。20～39 岁为 34.7%,而大于 40 岁的人从不发生 Nelson 综合征。因而 Kemink 等人认为患者年龄是库欣综合征患者肾上腺全切除后发生 Nelson 综合征的简单预测因素。年龄小于 35 岁的患者接受肾上腺切除术后有发生 Nelson 综合征的危险性。

二、临床表现

1.多发于青壮年　女性多于男性,发病比率约为 3:1。

2.色素沉着　库欣综合征行双侧肾上腺素切除术后 2～10 年,进行性出现皮肤、黏膜的色素沉着。最早的表现是皮肤、黏膜的色素沉着,常见部位是包括颜面、手背、乳晕、手术瘢痕以及唇、牙龈、舌缘、外阴等处。有时在指甲见纵行的黑色条纹是最早出现的体征,且不会因补充肾上腺皮质激素而消退。

3.垂体瘤压迫蝶鞍和鞍外组织所产生的症状　如乏力,呕吐,头痛,视神经受压所致的视力减退,眼睑下垂,视野缩小,眼底视盘水肿和视神经萎缩等。

三、辅助检查

1.血浆 ACTH 水平显著升高　一般超过 110pmol/L(500pg/mL),有时甚至高达 2200pmol/L(10000pg/mL)。若在肌内注射赖氨酸加压素(LVP)10U 后 ACTH 峰值较基础值增高 300% 以上则可与异位 ACTH 综合征鉴别,此外血浆皮质醇显著降低。

2.影像学检查　X 线摄片可见蝶鞍扩大,局部骨质疏松,骨质破坏和床突部位的双边现象。CT 扫描,核磁共振显像(MRI)均可见垂体窝内的微腺瘤。两者相比,MRI 能更早发现微腺瘤,更能有效诊断。

四、诊断

本病诊断结合以下临床特点:①库欣综合征行双侧肾上腺素切除术病史;②缓慢地进行性出现皮肤黏膜的色素沉着,且不会因补给皮质激素而消退;③头颅 X 线摄影蝶鞍扩大,局部骨质疏松,骨质破坏和床突部位双边现象;④头颅 CT 扫描提示垂体微腺瘤;⑤血浆 ACTH 水平显著升高;⑥肿瘤局部压迫症状如头痛、乏力、恶心、呕吐、视物模糊、眼底视野改变。

五、鉴别诊断

1.慢性肾上腺皮质功能低下　本病与慢性肾上腺皮质功能低下鉴别点是给予足量的皮质激素治疗后,皮肤色素沉着不消退,而慢性肾上腺皮质功能低下经过激素替代治疗后皮肤颜色逐渐变浅。

2.异位库欣综合征　本病与异位库欣综合征血浆 ACTH 值均升高,做赖氨酸加压素试验可鉴别,方法是肌内注射 LVP 10U 前、后测血浆 ACTH 值。Nelson综合征注射后峰值比注射前基础值增高 300％,而异位库欣综合征患者增高不如本症明显,正常人仅到 140％。

3.肾上腺手术前有皮肤色素沉着　除应考虑到垂体肿瘤的存在,还应考虑到垂体、肾上腺外的癌瘤造成的异位 ACTH 分泌综合征。

4.肾上腺手术后皮肤色素沉着　有两种可能:①双侧肾上腺切除后的"生理性色素沉着",多在术后数月内发生,1～2 年自行消退,很常见;②发生了垂体肿瘤,术后相当长的时间(2～10 年)才出现皮肤、黏膜色素沉着,并不断加重,凡超过 2年而且伴极度疲劳者应考虑 Nelson 综合征。

六、治疗

Nelson 综合征的发生与双侧肾上腺全切有直接关系,其本质则是垂体的ACTH 瘤。已知这种腺瘤为嫌色细胞瘤,较其他垂体腺瘤更富有侵蚀性,且在早期即可影响视交叉。临床上应重视预防 Nelson 综合征的发生,而一旦发生则应尽早治疗。

治疗目的包括:①尽可能彻底切除垂体的 ACTH 腺瘤,不使其复发,力求维持或恢复正常视野。②保护正常的垂体组织不受破坏,以维持正常的垂体功能。

1.手术　垂体肿瘤无局部压迫体征,不急于做垂体切除术。有颅内压增高、视力接近失明者,需行垂体切除术。肿瘤尚未向鞍外明显扩展,即没有破坏鞍隔时,宜经鼻腔途径进行手术,以减少损伤。

2.放射治疗　^{60}钴垂体放疗,能控制肿瘤的发展,其照射量一般为 45～60Gy,量应给足。放射治疗后 5～6 个月血浆 ACTH 浓度明显降低,皮肤色素沉着明显减退,视野恢复,病情趋于稳定。^{90}钇和^{198}金垂体内置入行内照射治疗,有可能出现尿崩症、促性腺激素缺乏症和空蝶鞍综合征等并发症。

3.药物治疗

(1)赛庚啶:可降低 Nelson 综合征患者的血浆 ACTH 水平,用量为每日

24mg,分 3～4 次口服,持续 2～4 个月。

（2）溴隐亭：每日 10mg 口服,疗效不显著。

第五节　甲状腺激素不敏感综合征

甲状腺激素不敏感综合征是激素不敏感综合征中相对较为多见的一种疾病,1967 年由 Refetoff 等首先报道,此后文献报道的病例逐渐增多,但有些病例不具有典型特征。

一、病因

本病的确切病因尚不清楚。根据对患者的家系调查,本病呈家族发病倾向,推测本病发病与遗传因素有关,其遗传方式为常染色体显性或隐性遗传。患者的甲状腺受体基因的两个等位基因有一个异常,亦有散发性病例报道。绝大多数甲状腺激素的生理作用都必须通过甲状腺激素受体,因此甲状腺激素能否发挥正常的生理作用,关键在于甲状腺受体是否正常,而该受体受甲状腺激素受体基因的调控,因此本病的病因大多数是由于甲状腺激素受体基因发生突变。①甲状腺激素受体基因突变导致甲状腺激素受体结构和功能异常,从而引起甲状腺激素的作用障碍。研究表明,甲状腺激素受体基因突变分为点突变和缺失。②甲状腺激素受体数目减少或缺如。研究发现甲状腺激素受体结合 T_3 最大容量可减少到只有正常人的 10%～65%。③甲状腺激素受体后缺陷。有报道称胱氨酸沉积症可引起甲状腺激素不敏感综合征的垂体型。

二、发病机制

甲状腺激素受体的激素结合区分为两个配基结合亚区:转录灭活亚区和二聚体化区。文献报道,甲状腺激素受体突变集中于靠近羧基末端的配基结合亚区和二聚体化区,故突变后的甲状腺激素受体基因所表达的甲状腺激素受体的功能异常,对 T_3 的亲和力降低,不能或减少与 T_3 的结合或者形成二聚体,因而与核染色体中的 DNA 结合减少。此外,突变的甲状腺激素受体还可与正常的甲状腺激素受体竞争与 T_3 结合而抑制正常甲状腺激素受体的功能。

三、临床表现

甲状腺激素受体不敏感综合征的分类有多种。根据甲状腺激素受体缺陷的严重程度可分为完全性和部分性两种类型,多为部分性;根据有无家族发病倾向分为家族性和散发性;根据对甲状腺激素不敏感的组织分为全身型、垂体型和周围型,临床上以全身型居多,单纯周围型极为少见。本病呈家族发病倾向,发病年龄多从婴儿期开始,亦有到老年始获诊断者。男、女发病率为1.2∶1,临床表现极不均一,从无任何症状到症状极为严重,因此常被误诊,甚至采取不适当的治疗措施。现将各型临床表现分述如下。

1.全身型甲状腺激素受体不敏感型　①甲状腺弥漫性大,聋哑,骨发育延迟和X线骨骼照片有点彩骨骺;②无甲状腺功能亢进症的表现,多表现为甲状腺功能减退症状,部分患者出现智力低下,主要表现为发声障碍和言语困难,言词智商比工作智商低;③患者还可有其他躯体畸形,如翼状肩、脊椎畸形、鸽胸、鸟脸、舟状头、公牛眼、第4掌骨短小、先天性鱼鳞癣、眼球震颤、痤疮等;④临床表现的严重程度与甲状腺激素受体缺陷的严重程度相关,完全性受体不敏感者较严重,部分性受体不敏感者临床表现比较轻。

2.选择性垂体对甲状腺激素受体不敏感型　①患者有甲状腺功能亢进症的临床特点,表现为多汗、消瘦、烦躁及神经精神症状;②与垂体TSH瘤酷似,常被误诊为甲状腺功能亢进症而采取不适当的手术治疗,又被称为非肿瘤性垂体TSH分泌过多症。

3.选择性周围组织对甲状腺激素受体不敏感型　此型患者极为少见。①多数有家族史;②甲状腺肿大,表现为甲状腺功能减退症的临床特征,如易倦乏力、头发干枯和脱落、畏寒怕冷、缓脉、智力发育延迟或精神障碍;③本型患者临床表现不均一,严重者表现与全身型甲状腺激素受体不敏感型一致,轻者只有甲状腺肿大而无明显的甲状腺功能减退症的症状。

四、辅助检查

由于本病有不同类型和受累组织细胞对甲状腺激素不敏感性的严重程度不同,实验室检查结果不尽相同。共同的实验室检查结果是血中甲状腺激素水平明显升高,且与临床表现不一致。

1.选择性垂体不敏感型　①血清TSH升高,部分可被T_3完全抑制,部分患者不能被T_3完全抑制,但可被大剂量地塞米松抑制,升高的血清甲状腺激素水平也可降至正常;②TRH兴奋试验多呈正常反应;③胰高血糖素试验有CAMP正常反应;④血清催乳素升高或正常,对TRH反应正常或过分反应,且T_3抑制试验不能使之恢复正常;⑤溴隐亭可使PRL基础水平和对TRH的反应恢复正常,亦可使

TSH 恢复正常。

2.选择性周围组织不敏感型　血清总 T_3、T_4 和游离 T_3、T_4 升高，TSH 正常，对 TRH 有正常反应，也可被 T_3 抑制。

3.全身性不敏感型　此型实验室检查结果不均一，取决于垂体和周围靶细胞对甲状腺激素不敏感的相对严重性和代偿程度。垂体和周围组织不敏感型中所见的异常实验室结果均可出现。

五、诊断

1.诊断标准　本综合征临床表现不尽相同，共同的表现有：①甲状腺弥漫性肿大；②血清甲状腺激素水平明显升高；③临床表现与实验室结果不相符。

2.诊断线索　凡遇到以下情况之一时，应考虑到本病的可能：①甲状腺肿大，临床无甲状腺功能异常表现，但血清总 T_3、T_4 和游离 T_3、T_4 多次明显升高；②甲状腺肿大，临床表现为甲状腺功能减退症，血清总 T_3、T_4 和游离 T_3、T_4 升高；③甲状腺肿大，临床表现为甲状腺功能亢进症，血清甲状腺激素水平与 TSH 水平两者同时升高，同时能排除垂体肿瘤者；④甲状腺功能减退症患者应用较大药理剂量的甲状腺激素制剂仍不见效果者；⑤甲状腺功能亢进症患者应用多种治疗方法而易复发，且可排除垂体 TSH 肿瘤者；⑥家族中有本综合征患者。

六、鉴别诊断

1.垂体 TSH 瘤　本综合征垂体型与 TSH 瘤均有血清甲状腺激素水平与 TSH 水平两者同时升高。可根据 TRH 兴奋试验和地塞米松抑制试验鉴别，前者对 TRH 有过分 TSH 升高反应且可被地塞米松抑制。此外还可测定血清 TSH 的 α 亚单位，本症不升高，垂体 TSH 瘤者则明显升高，且 α 亚单位/TSH>1，颅脑 CT 或 MRI 检查有助于鉴别诊断。

2.其他原因所致甲状腺功能亢进症或甲状腺功能减退症　本综合征可表现为甲状腺功能亢进症或甲状腺功能减退症，故需与其他原因引起（继发性）的甲状腺功能亢进症或甲状腺功能减退症鉴别。与甲状腺功能亢进症鉴别根据 TSH 水平升高和 TRH 兴奋试验有正常或过分反应，继发性甲状腺功能亢进症则相反；与甲状腺功能减退症鉴别根据 T_3、T_4 水平，本症明显升高，继发性甲状腺功能减退症则明显降低。

3.高甲状腺素血症　全身型与周围型甲状腺激素受体不敏感综合征只有血清甲状腺激素水平升高而 TSH 水平正常者需与其他原因引起的高甲状腺素血症鉴

别。遗传性或获得性甲状腺结合球蛋白增多症：甲状腺结合球蛋白增多可以引起 T_4 和 T_3 升高，但游离甲状腺素和游离 T_3 正常。

七、治疗

本病为遗传性疾病，无根治方法，应根据患者疾病的严重程度和不同类型做出治疗选择，终身维持。轻型临床上无症状者不予治疗。

1.甲状腺激素治疗 不论何种类型均可应用，根据病情及时调整剂量。

(1)全身性甲状腺激素不敏感型一般不需甲状腺素治疗，甲状腺功能减退症型可采用 T_4 及碘塞罗宁(T_3)治疗，尤其是对婴幼儿及青少年发病者有益，可促进生长发育，缩小甲状腺肿及减少 TSH 分泌，一般采用左甲状腺素(L-T_4)，每日 100～200μg，应用 T_3 制剂也有疗效。

(2)对于周围性甲状腺激素不敏感型应给予较大剂量的甲状腺制剂，可使病情好转。

(3)选择性垂体甲状腺激素不敏感型，应用 T_3 治疗不仅不使患者甲状腺功能亢进症状加重，反而由于血清 T_3 水平更高，反馈性抑制垂体 TSH 分泌，使 TSH 水平逐渐降低，血清甲状腺激素水平相应降低，甲状腺缩小，甲状腺功能亢进症状减轻。

2.溴隐亭 多巴胺激动药，用于治疗选择性垂体甲状腺激素不敏感型，可使 TSH 水平降低。剂量从小剂量开始，逐渐增加，使血清 TSH 恢复正常，血清甲状腺激素水平亦可恢复正常。

3.其他药物 如地塞米松与生长抑素，均可用于选择性垂体甲状腺激素不敏感型患者，抑制 TSH 分泌，但需长期应用且不良反应大。

第六节 非甲状腺性病态综合征

非甲状腺性病态综合征(NTIS)又称为甲状腺功能正常性病变综合征(ESS)，是指机体在严重疾病、创伤、应激等情况下，由于下丘脑-垂体-甲状腺轴功能紊乱，TH 与血清蛋白结合异常，组织摄取 TH 异常和(或)TH 代谢异常导致的 TH 血浓度异常，但甲状腺本身无器质性病变。根据 TH 血浓度的不同改变，NTIS 包括以下几种情况：①低 T_3 综合征；②低 T_4 综合征；③高 T_4 综合征；④其他异常。

一、病因与发病机制

1.低 T_3 综合征(正常 T_4、低 T_3) $5'$-单脱碘酶($5'$-MDI)促使 T_4 向 T_3 转换，

rT_3 向 $3,3'$-二碘酪氨酸转换。低 T_3 综合征时，由于组织 $5'$-MDI 作用受抑制，可导致 T_4 向 T_3 转化下降，T_3 的生成率（PR-T_3）下降；rT_3 清除延迟，而每日 rT_3 的生成率（PR-rT_3）正常，血 rT_3 升高。对某一疾病而言，TT_3 血浓度的下降程度与疾病的严重程度相关。在中等严重病情的患者中，血 TT_4 在正常范围内。由于蛋白与激素的结合降低对 T_4 的影响甚于 T_3，故 FT 的比例增加，FT_4 血浓度和游离 T_4 指数常增加。血 TSH 及其对 TRH 的反应一般是正常的，该过程利于减少重症患者能量代谢，防止能量消耗，是机体的一种保护性反应。

2.低 T_4 综合征（低 T_4、低 T_3）　病情更为严重的患者血清 T_3、T_4 均降低，部分患者的蛋白与激素的结合降低更明显，另一部分患者则由于病情严重时 TSH 分泌减少所致。灵敏的 TSH 测定可发现 TSH 血浓度低于正常，对 TRH 的反应迟钝。TT_4、FT_4 和 TSH 血浓度的降低，提示腺垂体功能被抑制。这可能与细胞因子如 IL-1、IL-2、IL-6、TNF-α、INF-α 等作用于垂体有关，虽然 T_4 减少，PR-rT_3 降低，但因疾病严重时其降解减弱，血 rT_3 仍然升高。基础疾病好转后，TSH 水平可升高，直至 T_4 和 T_3 血浓度恢复正常。血清 T_4 降低的幅度与患者预后有相关性。

NTIS 的发病机制未完全阐明。有研究表明，周围组织 T_3 生成减少不仅与 $5'$-MDI 活性及浓度下降有关，而且与组织摄取 T_4 减少有关。在慢性肾衰竭患者中，有些物质如 3-羧基-4-甲基-5-丙基-2-呋喃丙酸（CMPF）和硫酸吲哚酚是升高的，在其他的非甲状腺疾病患者中胆红素和游离脂肪酸（FFA）是增加的。动物实验证实这些物质减少大鼠肝摄取 T_4，但这些物质并不影响 TSH 分泌。近年来，有关 NTIS 的发病机制的研究聚焦在细胞因子与免疫因子上。细胞因子对不同的靶细胞具有不同的生物作用。它们可以产生自分泌、旁分泌和内分泌作用，而这些局部细胞因子与免疫因子又互相作用、相互网络成局部调节系统。通常，细胞因子是针对炎症、氧化应激、感染和细胞损伤而产生的。细胞因子通过与特异细胞表面受体（如甲状腺）结合而发挥作用，一般在非甲状腺性重症疾病时，作用于下丘脑-垂体-甲状腺的细胞因子可能主要来源于循环血液，但甲状腺细胞合成和释放细胞因子，也可能与甲状腺自分泌或旁分泌功能调节有关。细胞因子和免疫因子对 TH 合成与分泌的影响可以是原发因素，也可能是其他病理生理过程的继发性结果。导致 NTIS 血清 T_3、T_4、rT_3 及 TSH 变化的因素还有许多环节，包括下丘脑-垂体-甲状腺轴的调节和 TH 的合成、分泌、代谢等，不论是低 T_3 综合征、低 T_4 综合征抑或高 T_4 综合征都往往是多种因素共同作用的结果。

二、常见疾病

1.肾病　甲状腺和肾关系密切，二者都清除血浆碘，当甲状腺清除碘的能力降低时,肾能加强对碘的清除,反之亦然;慢性肾衰竭时,血浆碘浓度升高。因此,甲状腺摄碘率加强。此外,肾也是 TH 结合和脱碘而灭活的重要场所之一。

(1)肾病综合征:患者面色苍白呈贫血貌,颜面水肿,声音嘶哑,不耐寒。实验室检查可发现血清 TT_3、TT_4 均降低,易误诊为甲状腺功能减退症。事实上,这些患者的甲状腺功能常在正常范围,FT_4 正常,甲状腺摄碘率正常或升高,甲状腺对 TSH 反应正常,腱反射恢复时间亦正常。TT_4 降低的原因尚不清楚,可能与下述因素有关:①大量蛋白尿,使甲状腺结合球蛋白(TBG)丢失;②每天经小便排出的 T_4 和 T_3 显著高于正常人;③合并有腺垂体或甲状腺疾病,使机体丧失代偿能力。血清 rT_3 常在正常范围内,大多数患者没有甲状腺肿大,个别患者 TT_4 和 TT_3 明显降低,大量蛋白尿时血清 TSH 轻度升高,甲状腺可肿大,有人主张对这些患者用 $L-T_4$ 治疗。

(2)慢性肾衰竭:肾衰竭对甲状腺功能可能有多种影响。T_4 的脱碘障碍使 T_3 转化率下降。正常人 T_4 向 T_3 的转化率为 37%,而肾衰竭的非透析治疗患者,可下降至 13%~16%,肾移植后转化率百分比可上升至 34%,血清 T_4 呈轻度或明显降低,与肾功能损害的严重程度一致。T_4 向 rT_3 转化的百分比并不增加,rT_3 常在正常范围或轻度增加。通常 TT_4 轻度降低或正常(但偶可增高),常见于血液透析患者,推测可能是肝素抑制 T_4 与蛋白质结合的结果。不少资料提示,慢性肾衰竭患者 TSH 正常或不能测到,TSH 对 TRH 反应降低,呈延迟反应,高峰延迟的原因可能为肾对 TSH、TRH 的清除率下降。

(3)透析治疗:透析对甲状腺功能的影响与透析时间长短有关。在透析开始阶段,血清 T_4 可上升至正常,但长期接受有规律的透析后,血清 T_4、T_3 和 FT_4 均下降。Dandone 等报道一组 12 例血液透析长达 3 年以上的患者,有 3 例患者的 T_4 下降、TSH 上升,表现为临床型甲状腺功能减退症。腹膜透析更易引起甲状腺功能减退症,因腹膜透析更易除去蛋白结合激素、碘和其他小分子激素。Afand 等观察到,接受血液透析和体外循环冠脉搭桥手术的患者,手术中的血浆 TBG 和甲状腺素转运前清蛋白(TTR)可丢失 40% 以上,同时伴血清 T_4 下降,多数患者于术后逐渐恢复正常。TBG 和 TTR 下降的原因未明,手术中下降的速率很快,不能用 TSH 抑制来解释。TBG 是丝氨酸蛋白酶抑制药中的一种,可能是手术中消耗过多所致。

(4)肾移植治疗:肾移植后由于 TBG 上升,使 TT_4 水平恢复正常,由于 T_4 向 T_3 转化正常,血清 T_3 上升,但 TRH 试验不敏感,可能是由于激素治疗抑制了 TSH 对 TRH 的敏感性。

总之,慢性肾衰竭患者血清 T_3 和 T_4 均下降,但临床无甲状腺功能减退症表现,而且试服 T_3 对肾衰竭患者的临床状态并无改善。

2.肝病　肝通过多种途径影响甲状腺功能。①肝是甲状腺素脱碘降解作用的重要部位,肝有病变时该作用减弱;②肝是合成清蛋白、甲状腺素结合球蛋白和 TH 转运蛋白的场所,因此 TH 在血液中运输也受肝的影响;③肝还有摄取 T_4 并释放 T_4、T_3 入血的作用。

甲状腺功能异常与肝病的性质及严重程度有关,如门脉性肝硬化患者甲状腺功能的变化在一定程度上取决于患者肝功能的代偿程度。肝硬化患者 T_4 向 T_3 的转化率仅为 15.6%,从而导致 TT_3 下降,FT_3 正常或轻度降低,而 rT_3 常升高。血清 TT_4 可能正常或轻度下降。TBG 的变化不恒定,与其他低 T_3 或低 T_4 综合征不同的是肝硬化的 TSH 常升高而不是正常,但升高的程度与 T_3 下降的程度无关,临床上无甲状腺功能减退的表现。

3.糖尿病　人们对糖尿病患者的甲状腺功能变化进行了大量的体内及体外研究,发现糖尿病自下丘脑-垂体至甲状腺腺细胞 T_3 受体的多种途径皆有异常。在糖尿病动物及糖尿病患者中均发现 T_4、T_3 下降,rT_3 增加,而且 T_3 下降的程度与一些代谢物(酮体、pH 及 HCO_3^- 浓度)的异常程度相关。糖尿病患者血清 T_3/T_4 比值下降,与血糖水平成反比,并随饮食控制和胰岛素治疗后的病情改善而上升。一般认为,T_3 的下降与 rT_3 的上升是由于 T_4 易于向 rT_3 转化,从而 T_4 向 T_3 的转化减少。Pittman 发现糖尿病对 TH 的脱碘有抑制作用。正常人 33% 的 T_4 通过非脱碘途径降解,其余 77% 需脱碘降解,其中 35% 形成 T_3,42% 形成 rT_3,但在糖尿病时,T_4 通过非脱碘降解上升到 47%,而脱碘形成 T_3 的百分率下降至 6.8%～12%。

糖尿病动物的血清 TSH 和 TRH 均降低,但下丘脑的 TRH 正常,说明血 TSH 下降继发于 TRH 释放入血减少,糖尿病酮症酸中毒时 TSH 对 TRH 反应消失,即使治疗恢复后,12d 内的反应仍迟钝。TSH 降低影响甲状腺球蛋白的水解,导致血清 T_4 下降。实验证明,糖尿病的 T_3 受体数目也下降,但 T_3 对组织的结合力与正常人并无差别。

糖尿病患者有 4%～17% 易并发原发性甲状腺功能减退症,多见于老年女性,其特点与低 T_3 或 T_4 综合征不同,rT_3 下降,而 TSH 升高,T_3 降低明显,抗甲状腺自身抗体常为阳性。

4.心肌梗死　本病中血清 T_3 可明显下降,其血清 T_3 和 rT_3 的变化与心肌梗死面积大小、有无并发症及谷草转氨酶(GOT)升高的程度有直接关系,而且梗死早期和后期的甲状腺功能变化不同。在梗死最初 $24\sim48h$，T_4 变化不一致，可以正常、升高或降低；但 T_3 恒为降低，rT_3 上升。急性心肌梗死 $6\sim7d$ 后，随病情进展，TSH 上升，T_4 也有轻度上升。血 rT_3 与预后有关，有并发症的心肌梗死患者，T_3 和 rT_3 迟迟不能恢复正常。死亡者的 rT_3 常达最高水平。除病变本身的严重程度外，热量的限制，肾上腺糖皮质激素、普萘洛尔、胺碘酮、洋地黄的使用均会影响 T_3 和 rT_3 的血清水平。

5.恶性肿瘤　动物实验发现患癌小鼠有 TT_3 和 TT_4 下降而 TSH 正常。Rosenaum 认为 T_3、T_4 降低的原因是：①受体结合力下降；②TH 脱碘加强，因而从血清除加快；③下丘脑、垂体对降低的 T_3、T_4 缺乏正常反应，故 TSH 不能随之上升。

临床报道，乳腺癌患者血 TSH 有升高的倾向，血清 T_3 下降，晚期乳腺癌和结肠癌患者 rT_3 升高。一组（204 例）肺癌患者，伴有甲状腺功能异常者占 33%，最显著的变化为血清 T_3 下降，其预后较差。

6.传染性疾病　传染性疾病的甲状腺功能变化与所患疾病的类型及病情严重程度有关，通常可有血清 T_3、T_4 下降，TSH 正常，T_3 下降的程度与体温升高的程度成正比，但患脑膜炎和伤寒时，血清 TT_4 不仅不下降反而轻度上升。T_3、T_4 下降的原因可能是 TSH 对甲状腺刺激减弱，TH 分泌减少，T_4 降解加速及 TH 与转运蛋白结合受抑制所致，此外，严重感染时热量供应不足也影响甲状腺功能。发热和应激均能抑制 TSH。Wartofsky 等发现，疟疾患者 TSH 对 TRH 反应正常，而 PRL 对 TRH 反应增强，说明垂体储备功能正常而有下丘脑功能缺陷。

7.获得性免疫缺陷综合征（AIDS）　一些无症状的 HIV 感染患者血清 T_4 和 TBG 升高，血 T_3 正常，而 rT_3 下降，TBG 增高与 HIV 感染的进程呈正相关，而与 T_3 摄取呈负相关。与其他重症慢性疾病一样，在感染 HIV 的同性恋患者中，随着 HIV 感染的进展，TH 合成、转换及转运异常，导致血清 FT_4、FT_3 轻度下降，而 TBG 无明显变化。动物实验表明，细胞因子如 $IL-1\beta$、$TNF-\alpha$ 可能介导这些变化，同时 $IL-1\beta$ 亦可导致 TSH 降低引起甲状腺功能减退症或 $5'-MDI$ 活性增高。

AIDS 终末期患者特别是合并严重感染及消瘦的患者，TT_3、FT_3 明显下降甚至测不到。在临终的 HIV 感染患者中，TT_4、TT_3、FT_4、FT_3I 和清蛋白水平明显下降，TSH 水平正常或轻度受抑制，HIV 感染者约 16% 出现 NTIS，其发病机制包括下丘脑-垂体-甲状腺轴功能紊乱，TH 合成、分泌异常以及 TH 周围转换与作用失常。TH 代谢的改变（如 T_4、T_3 及 rT_3 动力学）包括 T_4 向 T_3 的转换、rT_3 的清除、TH 向靶细胞转运的受限等。血清抑制物如非酯化脂肪酸、急性期蛋白、细胞因子等在 NTIS 的发病中起着重要作用。体外试验亦表明,IL-1、TNF-α、IFN-γ 能抑制人甲状腺细胞碘的有机化、TH 的释放、TSH 的分泌。

8.药物 多巴胺和糖皮质激素可导致 NTIS,患者血清 FT_4 低下,原因包括 TSH 分泌异常、TSH 生物活性降低、甲状腺对 TSH 反应降低等。

三、诊断

NTIS 的诊断主要根据原发疾病的表现、程度、实验室检查及 TH 变化来确定。①存在上述引起低 T_3 综合征的原发病因,血清中 TT_3 降低,FT_3 正常或降低,血清 rT_3 升高,血清 TSH 和 TT_4 正常,FT_4 增高或正常,游离 T_4 指数常增加,一般可诊断低 T_3 综合征。②存在严重的消耗性疾病(如肝硬化、肾功能不全、烧伤、重症感染、长期饥饿、神经性厌食、重大手术后、恶性肿瘤等),血 TT_3、TT_4、FT_3 水平均降低,FT_4 正常或降低,血 TSH 正常或低值,rT_3 正常或升高,TBG 正常或低值,TRH 兴奋试验正常或反应迟钝,可诊断为低 T_3 综合征或低 T_4 综合征。③有些患者在疾病的急性期,血清 TT_4 升高,FT_4 升高或正常,TT_3 可能正常,FT_3 正常低值或低于正常,血清 rT_3 升高应疑为高 T_4 综合征(在老年女性患者中较常见,大多有服用含碘药物病史),但应注意与 T_4 型甲状腺功能亢进症相鉴别。

四、鉴别诊断

1.原发性或继发性甲状腺功能减退症、甲状腺功能亢进症 在 NTIS 中甲状腺功能异常相当常见,其严重性预示着患者的预后。血清 T_3 低下预示肝硬化、晚期充血性心力衰竭及其他严重的全身性疾病的病死率增加(T_4 低下的意义相同),而血清 T_4 低下同时伴随显著降低的血清 T_3 的患者预后最差。

明显 NTIS 患者要诊断甲状腺疾病有一定困难,这时的甲状腺功能亢进症患者血清 TT_4 和 TT_3 可能正常,然而血清 FT_4 和 FT_3 仍有诊断价值。甲状腺功能亢进症时血清 TSH 多不可测得(<0.10mU/L),但在 NTIS 中仅 7% 以下的患者 TSH 不可测得,常见于用多巴胺和糖皮质激素治疗的患者。在 NTIS 中临床型甲状腺功能减退症也难诊断,如果 TSH 在 25~30mU/L 以上极可能为原发性甲状腺功能减退症,约 12% 的 NTIS 患者 TSH 在正常以上,不足 3% NTIS 患者的 TSH 在 20mU/L 以上。未用抑制 TSH 分泌药物的 NTIS 患者,血清 FT_4 在正常以下强烈提示为甲状腺功能减退症,但 rT_3 对甲状腺功能减退症诊断无帮助。继发性甲状腺功能减退症的 TSH 水平可能低下、正常或轻度升高,如果 NTIS 患者无垂体或下丘脑疾病,血皮质醇常升高或为正常高值,而 PRL 和促性腺激素正常。

相反,如果血皮质醇、促性腺激素降低而 PRL 升高则支持中枢性(垂体或下丘脑性)损伤。在诊断甲状腺疾病时最好在急性 NTIS 恢复后复查下丘脑-垂体-甲状腺轴功能。

尽管 NTIS 时血清 T_3 低下,但许多学者都认为这些患者的甲状腺功能是正常的,因为大多数患者血清 TSH 正常。一些资料提示 NTIS 时 TSH 的合成、分泌、调节及其作用均有异常。当 NTIS 恢复时,血清 TSH 暂时增加说明在 NTIS 时 TSH 是受抑制的,这和 NTIS 时处于应激状态,伴有皮质醇、儿茶酚胺水平升高及热量耗竭有关。NTIS 时甲状腺功能正常有如下解释:①TH 水平低下时间短而不严重;②临床轻度甲状腺功能减退症诊断不敏感;③机体组织对 T_3 敏感性增加;④机体存在 T_3 以外的活性 TH(硫酸-T_3);⑤低 T_3 对 TSH 影响减少;⑥NTIS 时 T_3 受体数量及亲和力增加。

2.T_4 型甲状腺功能亢进症　虽然多数甲状腺功能亢进症患者血清 T_3 和 T_4 均增高,但血清 T_3 浓度的增高程度较血清 T_4 明显,提示甲状腺功能亢进症时甲状腺释放较多 T_3 及末梢组织将 T_4 转化为 T_3 增加。T_4 型甲状腺功能亢进症是以血清 T_4 有较明显增高,而血清 T_3 大致正常为特点的一种甲状腺功能亢进症类型。T_4 型甲状腺功能亢进症主要见于既往过多暴露于碘的老年人、老年病患者或长期住院者,过度的碘摄入使腺体合成更多 T_4。若无过量碘摄入史,多提示外周组织 T_4 转化为 T_3 受抑制,而高 T_4 综合征时血清 rT_3 升高,TSH 正常可资鉴别。

五、治疗

NTIS 是机体的保护性反应,主要在于治疗原发病,用 TH 治疗无所裨益,其预后取决于原发病,伴有低 T_3 一般是预后不良的信号。

对低 T_3、低 T_4 综合征而言,采用 TH 补充疗法是否有益尚无肯定性结论。有人曾观察 142 例冠状动脉搭桥的手术患者,术前血清 T_3 正常,搭桥术开始 30min 后,血清 T_3 下降 40%,静脉输入 T_3 后,血清 T_3 上升至超过正常水平,术后血清 T_3 又恢复正常。术后输入 T_3 的患者心脏指数高于对照组,周围血管阻力低于对照组,但两组心律失常的发生率、病死率无区别。Brent 曾观察 11 例严重 NTIS 患者服用 L-T_4 的效果,并以 12 例患者作为对照,两组病死率无区别,认为补充 TH 无效。该研究说明 TH 无论是外源性 T_3 或 T_4 均对 NTIS 的预后无影响,主要应治疗原发病。原发病恢复后,一般 TH 水平可恢复正常,除非患者存在原发性甲状腺疾病。

有人认为,低 T_4 可作为预测疾病及预后的指标,$T_4 < 38.7nmol/L$ 的患者病死

率达 $68\%\sim84\%$。多数重度低 T_4 综合征患者于 2 周内死亡（70%），若 T_4 $<25.8\text{nmol/L}$，患者于 1 个月内全部死亡。低 T_3 综合征亦常见于老年人，这些人可无急性重症并发症，其原因未明，一般不必治疗。

第七节　肝-甲状腺综合征

肝-甲状腺综合征是指同时患有慢性肝炎和慢性甲状腺炎，而且在病因上二者有一定联系的综合征。1960 年 MC Conkey 等首先报道。本征不包括因患甲状腺疾病引起的肝内循环障碍或代谢异常及对各种病因刺激反应增强所引起的肝损害，也不包括由慢性肝病引起全身营养不良而影响了甲状腺功能。

一、病因与发病机制

本病的病因尚不明确，近年来有不少多发性内分泌腺免疫性疾病的报道，如 Schimidt 综合征即甲状腺和肾上腺同时发生免疫性疾病，因而推测本病亦可能是由于免疫功能遭到破坏，同时产生了自身抗体（抗甲状腺抗体和抗肝抗体）对自身组织发生免疫反应，而引起两脏器同时发生自身免疫性疾病。肝病有程度不等的纤维化及淋巴细胞浸润，甲状腺呈弥漫性或局灶性甲状腺炎性改变。

二、临床表现

本病多见于 40 岁以上的女性，尤以更年期妇女为多见。甲状腺和肝病可或先或后，亦可同时发生。甲状腺弥漫性肿大，有小结节，多无压痛；肝病表现为肝大、脾大、蜘蛛痣，甚至发生腹水，晚期有类似门脉高压的表现，但经测门脉压力发现脾大并非由于门脉高压所致，而是与自身免疫和抗体有关。50% 的患者可有发热、多发性关节炎、胸膜炎、轻度皮疹、水肿、Raynaud 现象及淋巴结肿大等自身免疫性表现，有时可出现一过性红斑狼疮样或硬皮病样表现，或伴溃疡性结肠炎等。

三、辅助检查

实验室检查为血沉增快，血清 γ 球蛋白明显增高（多在 25g/L 以上），肝功能表现 BSP 潴留，胆红素轻度升高，转氨酶增高，碱性磷酸酶轻度升高，胆固醇降低。甲状腺功能基本正常，尿蛋白阳性，PSP 减少，有轻度肾功能受损，白细胞减少，红细胞寿命轻度缩短。

四、诊断

40 岁以上的女性有肝病和甲状腺肿大,而甲状腺功能正常者可诊断,但应除外慢性肝炎和门脉性肝硬化。

五、治疗

本病的治疗主要是保肝治疗,可给予肾上腺皮质激素、6-MP 阻止自身免疫反应,若有甲状腺功能低下可给予甲状腺素治疗。

第八节 周期性库欣综合征

一、临床特点

周期性库欣综合征发病机制不清,推测为下丘脑-垂体-肾上腺轴调节紊乱,对地塞米松呈反常的兴奋反应,出现正反馈所致。原发灶周期性分泌 ACTH 所致,病因可以是下丘脑病变、垂体肿瘤、空蝶鞍、支气管小细胞型未分化癌或肾上腺癌、原发着色结性肾上腺皮质病(PPNAD)等。

呈周期性发作,发作期激素水平较一般类癌综合征高,伴 ALD 升高,不受地塞米松、美替拉酮、L-多巴影响,大剂量地塞米松抑制试验反常升高;间歇期一切正常。

往往需 2 个以上发作周期方可诊断;发作周期个体差异大(11~85d)。部分病例呈间歇性库欣综合征,无固定周期。

二、治疗

以治疗原发病为主。

第九节 异型性继发性醛固酮增多综合征

异型性继发性醛固酮增多综合征,即 Bartter 综合征,是指细胞氯通道蛋白异常引起的一种血管张力和弹性障碍性疾病,分为先天性和后天性两种,前者为常染色体隐性遗传,见于幼儿、少年;后者见于慢性肾病,如失盐性肾炎、间质性肾炎、肾盂肾炎和服用过期四环素等,多为成年人发病。

一、临床表现

成年人最常见肌无力,其次为疲乏、抽搐、周期性瘫痪,夜尿多。儿童最常见为生长迟缓,其次为肌无力、多尿、消渴、手足抽搐,可有智力发育障碍。

二、诊断

诊断依据:①血钾、血钠和氯化物均可降低,尤以血钾降低突出,可在 $1.5\sim2.5mmol/L$ 以下;②尿钾高,$>30mmol/L$,少数有高尿钙;③代谢性碱中毒;④血浆 RAAS 系统活性明显增高;⑤对 AT-2 和 AVP 无血压升高反应;⑥血浆前列腺素升高;⑦肾活检示肾小球旁器的颗粒细胞明显增生;⑧血压正常。

临床症状典型,并可排除其他因素引起的低血钾,血压不高伴高肾素及醛固酮即可确诊,肾活检并非必要手段。

三、鉴别诊断

1.Gitelman 综合征　以失盐、低钾性碱中毒、血压过低为特点,同时合并有低血镁和低钙尿症。

2.假性 Bartter 综合征　原因不明的呕吐,滥用利尿药、缓泻药,使用大量的前列腺素,长期低氯饮食,均可产生持久的低血钾、正常血压及其他类似症状,称为假性 Bartter 综合征,可根据病史鉴别。

3.原发性醛固酮增多症　高血压、低血钾,血钠可正常或偏高,肾素受抑制而醛固酮增多,肾上腺影像学可见增生或肿瘤。

4.肾小管性酸中毒　低血钾、正常血压或肾素及醛固酮浓度轻度升高,无碱中毒,多伴有高血氯性酸中毒。

5.Liddle 综合征　为家族性疾病,常有低钾性碱中毒,伴高血压,但无高肾素及高醛固酮血症,螺内酯治疗无效,对氨苯蝶啶或阿米洛利有效。

6.肾素瘤　血压显著升高,轻度低血钾,血钠正常或偏高,肾素及醛固酮活性增高,肾动脉造影可见少血管区,肾静脉血肾素浓度测定较患侧明显增高。

四、治疗

1.纠正低血钾　①酌情限钠摄入,口服或静脉补钾,以氯化钾为主;②口服保钾利尿药如螺内酯、氨苯蝶啶等;③普萘洛尔能阻滞肾素的合成,降低血管紧张素转化酶的活性,合用有联合效果;④钙通道阻滞药、ACEI 可间接抑制醛固酮的合成,纠正低血钾,但需预防出现严重的低血压。

2.抑制 PGE 合成　可应用吲哚美辛、β受体阻滞药。

3.其他治疗　Giteman 综合征需补镁,GH 治疗生长发育障碍;药物治疗无效者可考虑肾移植。

第十节　矮妖精综合征

矮妖精综合征属于遗传性胰岛素抵抗,是一类与胰岛素受体功能缺陷相关的疾病,1954 年首次由 Donohue 报道,又称 Donohue 综合征,其特征为孕 7 个月开始胎儿生长基本停止,出生后多数在婴儿期夭折,由于出生时呈现身材矮小、面容特殊似"妖精"样而得名。

一、病因与发病机制

矮妖精综合征是一种罕见的遗传性综合征,呈常染色体隐性遗传,为胰岛素受体基因纯合子缺失,约 1/3 患者的父母为近亲结婚,患者存在两种不同的、相对较轻的遗传性胰岛素受体缺陷,分别来自父亲和母亲,使胰岛素受体功能缺陷,导致胰岛素作用全面缺陷。矮妖精综合征的原发性缺陷在于胰岛素受体基因,继发性缺陷可能与机体对内源性生长激素的反应受损有关,导致生长停滞。

二、临床特点

①显著的高胰岛素血症,有极度胰岛素抵抗,可高达正常水平的 100 倍。②糖耐量可正常,有时出现空腹低血糖。③可有其他多种异常,如宫内发育停滞、面貌怪异为精灵样畸形(低耳、眼球突出、鞍鼻、阔嘴、厚唇等)、脂肪营养不良和黑棘皮病;新生女婴可有多毛、阴蒂肥大和多囊卵巢;多早年夭折;患儿主要表现身材矮小、容貌似妖精、外生殖器短小、下颌突出以及脑积水样头颅等。

三、鉴别诊断

需与矮妖精综合征鉴别的疾病有:①A 型胰岛素抵抗,有广泛对称性或完全性皮下脂肪消失,所以又称脂肪萎缩性糖尿病。②Rabson-Mendenhall 综合征,主要临床表现为出牙过早且畸形、皮肤干燥、厚指甲、多毛、青春期发育提前、外生殖器增大、松果体增生和血糖升高。

四、治疗

该综合征治疗较为困难,一般主要针对症状进行对症处理,如伴肥胖者,通过减轻体重可望改善胰岛素抵抗状态,已发生糖尿病者可采用饮食治疗及药物治疗,但磺脲类药物对该类患者无效,胰岛素增敏药可能有部分效果。

第十一节　糖尿病瞳孔综合征

糖尿病患者有诸多眼部并发症,除糖尿病性视网膜病变(DR)外,还有瞳孔异常、调节力低下、眼球运动障碍及视神经损害和白内障等。瞳孔病态表现为自然光线下瞳孔直径变小,对散瞳药不敏感等症状,并和血糖水平、虹膜新生血管有无、患病时间、视网膜病变程度等因素有密切关系。

一、病因与发病机制

由于糖尿病患者代谢紊乱而导致微循环改变,毛细血管基底膜增厚,视网膜血管及睫状血管都不同程度受损,血管阻塞,血流缓慢,血栓形成。正常虹膜的氧供给源与房水,而房水的氧供给源与视网膜血管及睫状血管,其受损可影响氧的供给,因此,虹膜长期处于缺氧状态,也是促进虹膜新生血管形成之因。正常房水很容易进入虹膜基质,血糖高时房水中糖浓度也高,葡萄糖容易扩散进入虹膜组织中,使虹膜组织中的山梨醇和果糖增加,渗透压增高,造成组织细胞水肿,形成水泡或囊状间隙,色素细胞增大,细胞内有时被淀粉充满,常致脱色、色素游离、瞳孔强直、瞳孔畸形及瞳孔缩小。糖尿病晚期眼部病变为虹膜红变,对视力有严重威胁,常导致新生血管性青光眼。裂隙灯检查可见变性细胞释放出来的游离色素颗粒,沉着于角膜后面及晶体囊上。因此糖尿病患者在做虹膜切除术或白内障手术时,常因色素脱落使房水变成咖啡色。

瞳孔异常以前的观点是交感神经与副交感神经二重支配的平衡状态受到破坏所致,近年还有研究发现糖尿病患者瞳孔异常表现为副交感神经亢奋状态。

二、临床表现与诊断

多为双眼,有时单眼也发生。由于瞳孔括约肌和开大肌所支配的神经受损,表现为瞳孔呈直梨形开大,光反应减弱或消失,呈强直瞳孔,不易被散瞳药扩大。裂隙灯检查:虹膜色素上皮脱失、水肿或肥厚。瞳孔缘有海绵状冠毛。

三、治疗

早期控制血糖,预防并发症的发生。

第十二节　糖尿病早老综合征

糖尿病早老综合征即先天性全身性脂肪营养障碍,即 Seip-Lawrence 综合征,属于遗传性综合征,是一组以发育迟缓、寿命明显缩短为特点的综合征。成年型早老综合征患者多在青春期发病,症状随年龄的增长而加重。

原因未明,有人认为属常染色体隐性遗传性疾病。在婴儿早期即见皮下脂肪消失,面容消瘦衰老,胸、臂较细小,但手、足巨大,似肢端肥大症。骨骼、牙齿提早发育,骨龄超前。肝、脾大,肝硬化。皮肤粗糙、干燥和色素沉着,弥漫性多毛。浅表静脉怒张,尤以下肢显著,巨心。气脑造影或 CT 扫描显示第三脑室和基底脑池扩张。血生化检查血脂高、生长激素水平高。治疗以对症治疗为主。

第十三节　Wolfram 综合征

Wolfram 综合征又称为糖尿病-视神经萎缩-听力减退-尿崩症综合征(DID-MOAD),属常染色体隐性遗传性神经变性疾病。Wolfram 综合征于 1938 年由 Wolfram 首先报道,又名 DIDMOAD 综合征,其发病年龄多＜20 岁,但亦有 40 岁后发病者。

一、病因与发病机制

病因与发病机制尚未明了,目前认为可能是由多基因突变所致。有研究指出,绝大部分 Wolfram 综合征患者可检测出一种 WFS1 基因的变异,该基因位于第 4 号染色体的短臂(4p16-1),另一异常基因 WFS2 位于长臂(4q22-24),均编码一种转运膜糖蛋白。染色体基因缺陷和(或)线粒体基因缺陷均可引起 Wolfram 综合征,部分患者只有 WFS 或线粒体基因缺陷,有的既有 WFS 变异,又有线粒体基因缺陷,但目前未发现 WFS 变异与线粒体基因缺陷之间存在任何关联。

二、临床表现

1.胰岛素依赖型糖尿病　常是首发疾病,多在儿童期起病。

2.眼部症状　多在 6～7 岁开始出现视力减退,98%的患者伴有视神经萎缩(OA),常在胰岛素依赖型糖尿病诊断后 2～3 年出现,部分可伴有视野缺损、色盲、色素性视网膜炎、眼球震颤等,个别还发生白内障。

3.耳聋　以高频段为主,提示为神经性聋(HL),其发生率约为 70%。

4.尿崩症　为中枢性,发生率约为 32%。此外尚有肾盂积水、输尿管积水、低张力性膀胱等。

5.其他表现　其他神经及精神系统表现有共济失调、肌痉挛、神经性膀胱、躁狂、抑郁、器质性脑病综合征等;内分泌系统症状可有垂体性侏儒症、甲状腺功能减退、性发育迟缓等;消化系统症状可有腹泻或便秘等。

三、诊断

主要依靠临床指标,以临床表现为主,临床上若 4 种主要表现均有者为完全型,部分者为不完全型,以后者多见。

四、治疗

由于 Wolfram 综合征属遗传性疾病,目前尚无有效治疗措施,临床主要是对症处理,即予以胰岛素控制血糖,醋酸去氨加压素改善多尿症状,佩戴助听器改善耳聋等。

第十四节　伴肿瘤的低血糖综合征

低血糖综合征指由多种原因所引起的血糖浓度低于正常的一种临床现象。引起低血糖的常见病因除了有胰岛素瘤、药物、皮质醇等激素不足外,胰腺外肿瘤也是重要原因之一。许多非胰腺肿瘤可引起空腹低血糖,最常见的有两类:第一类为低度恶性或良性的结缔组织肿瘤,包括纤维肉瘤、间皮瘤、神经纤维瘤;第二类为原发性肝癌,其他少见的有肾上腺癌、支气管癌、胆管瘤、假黏液瘤等。

一、发病机制

1.肿瘤分泌具有胰岛素样活性的物质　有人报道,约有 50%的胰外肿瘤性低血糖症患者血液中存在具有胰岛素样活性的低分子多肽,包括胰岛素样生长因子及某些生长介素。

2.肿瘤细胞代谢旺盛　消耗葡萄糖过多,而患者进食不足,肝糖原耗竭,从而造成低血糖症。

3.肝的糖异生作用障碍　主要由于肝占位性病变所致,有些肿瘤分泌能降低血液中游离脂肪酸的活性物质,也使糖异生的原料缺乏。

二、分类

可引起低血糖症的常见胰外肿瘤包括以下两种。

1.原发性肝癌　原发性肝癌伴低血糖的发生率为 $4.6\%\sim30\%$,按组织学特征和与临床低血糖症的联系可分为两种类型。一种见于生长快、分化不良的原发性肝癌晚期,血糖多在 $2.2\sim4.4mmol/L$,很少发生严重的低血糖症或低血糖昏迷;另一种见于生长较慢、分化较好的肝癌早期,一般无全身恶病质表现,但有频发性低血糖症发作,血糖很低,需用大剂量葡萄糖才可控制症状,给予胰高糖素、糖皮质激素等效果不明显。低血糖症是原发性肝细胞癌的较常见异源激素综合征,患者的血清胰岛素正常或升高,而 IGF-1 或巨 IGF-2(15kD)多升高。转移性肝癌伴低血糖症的病因复杂,结肠癌、肠肉瘤、脑膜肉瘤、血管外皮细胞瘤、恶性胰岛素瘤、类癌等发生肝转移后均可伴有低血糖症。

2.间质细胞瘤　除肝癌外,非胰岛 B 细胞肿瘤导致的空腹低血糖多见于体积较大的间皮来源的纤维肉瘤、间皮瘤、横纹肌肉瘤、平滑肌肉瘤、脂肪肉瘤、血管外皮细胞瘤、神经纤维瘤和淋巴肉瘤等。上述肿瘤的 1/3 以上发生在腹膜后,另 1/3 发生在腹腔内,其他在胸腔等处,即使肿瘤为恶性,一般也生长较慢,部分患者在肿瘤被切除后还能引起长期的轻度低血糖。间质细胞瘤发生低血糖为多因素所致,但主要原因为血糖利用增高。为防止反复发生低血糖,需要静脉输注大量的葡萄糖。因肝有很强的葡萄糖生成能力,因此只要肝糖原分解和肝糖异生能正常进行,血糖利用即使增多,一般也不会导致低血糖。

三、临床表现

临床表现与胰岛 B 细胞瘤所致低血糖症相似,病情常严重,多见于饥饿时或呈自主性,且不易以多次进食防止发生。发作时血糖甚低但血胰岛素含量也低,因此与胰岛素瘤有别。此外,血游离脂肪酸和乳酸在胰外肿瘤中偏高,而在胰岛素瘤中则偏低。

四、治疗

治疗以处理原发疾病为主,如手术切除肿瘤,术后低血糖可缓解。低血糖发作时需摄食或持续静脉滴注葡萄糖。有时大剂量糖皮质类固醇或静脉滴注高血糖素可有效。但本病常因肿瘤转移或复发而难以根治,预后大多不良。

第十五节　骨饥饿综合征

骨饥饿综合征是指骨钙丢失十分严重的患者在手术等治疗之后,骨头过度再矿化,血钙迅速向早已对钙处于严重缺乏(饥饿)状态的骨组织转入,以致血钙和血磷下降,从而引起口唇和面部发麻、手足搐搦等症状。

一、发病机制

典型病例见于骨型的原发性甲状旁腺功能亢进症的甲状旁腺摘除术后,或甲状腺功能亢进症的甲状腺次全切除术后。手术成功者,血磷常迅速恢复正常,血钙和血 PTH 则多在术后 1 周内降至正常。若原发病伴有明显骨病者,由于术后钙、磷大量沉积于脱钙的骨组织,故术后数日内可发生低钙血症的表现。血钙迅速下降可引发手足搐搦,甚至意外。

二、临床表现

1.低钙血症出现的时间　低钙血症的症状可开始于术后 24h 内,一般血钙最低值出现在手术 2~3d 后,持续 1~2d 甚至 3~4 个月。大部分患者在 1~2 个月血钙可恢复至 2.0mmol/L(8.0mg/dl)以上。低血钙临床表现与血钙下降的程度、速度、时间长短等因素有关,如果短时间内血钙迅速下降或伴碱中毒时,可出现威胁生命的严重后果。一般术前 ALP 很高,又有纤维性囊性骨炎者则术后会发生严重的低钙血症,常降至 1.75mmol/L(7.0mg/dl),甚至 1.0mmol/L(4.0mg/dl)。

2.低钙血症的特点　低钙血症常伴发神经肌肉的兴奋性增高,并出现较特异的临床表现。术后轻、中度的低血钙时,患者可感到唇、鼻、四肢麻木或刺痛,肌束颤动,面神经叩击征和束臂征阳性。当术后血钙下降严重时,可出现自发性手足搐搦、腹痛、支气管哮喘,甚至喉痉挛、癫痫大发作等。有些患者可并发心力衰竭,心电图表现为 Q-T 间期延长、T 波平坦或倒置。

3.血磷的变化　血磷浓度于术后近期进一步降低,尿磷排量甚少。轻度低磷血症可无明显症状,重度低血磷可使脑细胞内钙、磷浓度改变或因无机磷缺乏,体内高能磷酸化合物减少而影响神经传导功能。另外,血磷降低使红细胞内 2,3 二磷酸甘油酸(2,3-DPG)减少,影响氧与血红蛋白解离而导致脑缺氧,从而引起一系列中枢神经系统症状,常表现为眩晕、肌无力或横纹肌溶解(如累及心肌和呼吸肌,可致心律失常、心力衰竭和呼吸衰竭)、昏睡、麻木、抽搐、昏迷,甚至死亡。严重低磷血症可致红细胞、血小板和白细胞功能缺陷,引起溶血、出血与感染。

三、治疗

1.治疗原则　　本病治疗的关键是升高血钙,制止手足搐搦,需给以活性维生素D制剂,剂量比普通的甲状旁腺功能减退者要大。对无症状或症状甚轻的低血磷患者,一般无需补磷,只要治疗原发疾病和增加饮食中磷的摄入量即可。为了补偿骨丢失,尚须补充必要的无机盐类钙制剂等,饮食中也应多食乳制品等。

2.低钙血症的处理　　一般于低钙血症症状出现时,立即口服乳酸钙或葡萄糖酸钙(相当于元素钙$1\sim3g$)。口服10%氯化钙溶液亦可逐渐恢复。手足抽搐明显者可以缓慢静脉注射10%葡萄糖酸钙$10\sim20mL$,难治顽固性低钙血症可以静脉滴注葡萄糖酸钙[溶于5%葡萄糖液或10%葡萄糖液内,钙可按$0.5\sim3mg/(kg\cdot h)$给予]。

3.镁、维生素D和双磷酸盐的应用　　如有持续性低钙血症,应想到同时存在低镁血症(血清镁$<0.5mmol/L$)的可能。镁$40\sim60mmol$静脉滴注$8\sim12h$或20%硫酸镁分次深部肌内注射。如低钙血症由于低镁血症所致,当补充镁后,通常在$24\sim48h$血钙恢复正常。补充钙量是否足够,由视神经肌肉应激性和血钙值两方面而定。同时补充维生素D_2或维生素D_3,开始剂量3万~5万U/d,以后酌情减少用量。手术后完全恢复骨的正常矿化可能要$1\sim2$年,应持续补充钙剂及适量维生素D直至X线摄片骨密度正常后,才可停药。有个案研究显示在手术前给予双磷酸盐类可预防骨饥饿综合征的发生。详细机制尚未清楚,可能双磷酸盐除了暂时性抑制骨质再矿化外,也可以抑制蚀骨细胞的作用。

第十六节　　APUD 瘤综合征

在传统内分泌腺以外尚存有内分泌细胞,称弥漫内分泌系统,这些弥漫散在的内分泌细胞,在化学上有共同特点即摄取胺前体并脱羧,故该类细胞称为胺前体摄取、脱羧细胞系(APUD细胞系),APUD细胞发生的肿瘤称为APUD肿瘤。神经内分泌系统是由广泛分布在各器官的内分泌细胞组成,胞质含特殊的带膜"神经分泌"颗粒,这些细胞主要分泌肽类和胺类激素。因此,神经内分泌细胞实际上就是APUD细胞,神经内分泌肿瘤即APUD肿瘤。

一、分类

1.按肿瘤所产生的激素分类 APUD 肿瘤可发生在身体的任何部位,按肿瘤所产生的激素可分为以下几类。①产生胺类激素的 APUD 瘤:常见者为类癌,主要产生 5-羟色胺(5-HT),好发于肠胃道,依次为阑尾、直肠、胃、小肠、胰腺等。②产生肽类激素的 APUD 瘤:有胰岛细胞瘤、来自甲状腺 C 细胞的甲状腺髓样癌,以及垂体瘤等。③APUD 细胞与非内分泌细胞混合性肿瘤:肿瘤可存在两种细胞,即 APUD 细胞和非内分泌细胞,例如甲状腺髓样癌与甲状腺滤泡癌混合、类癌与肝细胞癌混合等,2 个或 2 个以上的 APUD 癌可在身体的不同部位同时或相继发生。

2.产生胺类激素和肽类激素的细胞可存在于同一肿瘤中 肿瘤产生、分泌各种激素,过剩的激素引起相应的临床综合征,称为 APUD 瘤综合征。如胰岛素瘤引起低血糖综合征;胰腺舒血管肠肽瘤引起顽固性腹泻(WDHA 综合征);垂体生长激素腺瘤引起肢端肥大症;甲状腺髓样癌产生过多的降钙素,可引起腹泻等症状。

二、临床特征

1.激素分泌的多样性 神经内分泌肿瘤中有的不伴有内分泌症状称无功能性肿瘤,但也有可能是这种肿瘤分泌产物量很少,不足以产生临床表现的内分泌症状;有的则伴有内分泌症状,临床表现取决于激素的性质。有的肿瘤分泌所在器官正常产生的激素,称为正内分泌瘤,如胰腺的胰岛素瘤;有的肿瘤则分泌非所在器官正常产生的激素,称为异内分泌瘤,如胰腺的胃泌素瘤。此外,尚有一种肿瘤内可含几种不同的细胞、分泌多种激素以及几个内分泌肿瘤可以在不同器官内同时存在等情况。

2.临床表现的多样性 神经内分泌肿瘤主要包括胰岛素瘤、胃泌素瘤、胰岛细胞 VIP 瘤、生长抑素瘤、胰高血糖素瘤、无功能性胰岛细胞瘤、家族性多发性内分泌腺瘤等,临床表现复杂多样且恶性程度较高,有低血糖或水样腹泻、顽固性消化性溃疡或糖尿病、胆石症、腹泻、脂肪泻或低血钾、低或无胃酸、皮肤潮红、水泻等表现的患者要警惕内分泌肿瘤的可能。以起源于胰岛细胞为主的胰腺激素分泌细胞及胰腺内肽能性神经元的肿瘤称为胰腺内分泌肿瘤(PET),是胃、肠、胰内分泌肿瘤中最好发的种类,其临床主要表现为激素过多所致临床症候群。

3.肿瘤的命名 目前一般按照肿瘤所分泌的激素对其进行命名。如果肿瘤产生多种激素,则按临床表现最有关的激素进行命名或称为多种激素分泌性肿瘤;如果体内存在多种神经内分泌肿瘤并分泌多种激素,则称为多发性内分泌腺肿瘤(MEN)综合征。

除胰腺神经内分泌肿瘤外,尚有其他部位的神经内分泌肿瘤,如发生在甲状腺的髓样癌及发生在脑垂体的生长激素瘤、泌乳素瘤、TSH腺瘤、ACTH腺瘤及肾上腺嗜铬细胞瘤。

三、诊断

神经内分泌肿瘤在功能和形态上有以下共同特点:①具有内分泌功能,患者血中可出现肿瘤分泌产物,如胃泌素、嗜铬粒蛋白等,临床上也可表现相关症状及综合征;②肿瘤组织可提取相应的激素类物质,免疫细胞化学染色呈特异性阳性反应;③肿瘤细胞在电镜下可见其有被膜的神经分泌颗粒,上述特点可作为诊断神经内分泌肿瘤的依据。

四、治疗

神经内分泌肿瘤的治疗,既要处理肿瘤也要控制肿瘤过多分泌的产物。

1.药物治疗 在症状明显及相应激素水平较高时,首先要使用药物减缓激素过多产生的症状。可针对性选用调节分泌的抑制药,如胃泌素瘤致胃酸分泌亢进,可选用抑制胃酸分泌的药物如 H_2 受体阻滞药或质子泵抑制药。二氮嗪可用来抑制 B 细胞分泌高胰岛素血症,肠氯分泌抑制药可缓解 VIP 瘤、胃泌素瘤、生长抑素瘤等所致的腹泻。

另一种方法是阻断激素和(或)神经递质从肿瘤细胞释放。过去,应用较多的是生长抑素,它可以抑制多种激素和氨基酸递质的释放,故可控制许多肿瘤的症状。但是,其半衰期短,且需静脉给药,这些缺点被奥曲肽所克服。奥曲肽是长效生长抑素类似物,它有与生长抑素相似的作用,且可皮下注射。奥曲肽常用以缓解手术治疗尚待控制的几种内分泌肿瘤的症状。此外,偶尔在某些患者有肿瘤缩小的报道,提示生长抑素激动药有某些生长抑制作用。奥曲肽的主要不良反应是脂肪泻、轻度高血糖、恶心和腹痛,长期使用促进胆结石形成。

2.手术治疗 激素分泌肿瘤治疗的目的主要是:①减少或逆转肿瘤的生长和扩散;②减缓激素过多产生的症状。当肿瘤定位后,手术切除可以达到这两个目的。对高度疑似及确诊的内分泌肿瘤均应力求手术切除。对已有转移的恶性肿瘤也应做瘤块的全部或部分切除以减少激素分泌量,缓解临床症状,部分已有转移病例在做原发肿瘤部分切除时加做靶器官切除术或转移灶切除术,如胃泌素瘤切除胃泌素的主要靶器官（胃），即可避免由于消化性溃疡而致穿孔、出血等并发症，也可使腹泻停止。

第十七节　糖原贮积症

糖原贮积症（GSD）是由于糖原合成和分解所需的酶有遗传性缺陷引起的一种临床上比较少见的遗传性疾病，其遗传方式大多数为常染色体隐性遗传，个别的类型为 X 伴性遗传。因为糖原合成和分解牵涉到许多酶，不同酶的缺陷引起不同类型的病。不同的糖原贮积症的类型虽各有其临床特征，但低血糖症和（或）肌无力是所有类型的糖原贮积症所共有的临床表现。本病多发生于婴儿、幼儿和青少年及儿童，但也有到老年才发病者。本病可根据酶缺陷而分为许多类型，其中糖原贮积症以Ⅰ型最常见，Ⅺ型病例最少。

一、病因与发病机制

糖原贮积症为遗传性疾病，其遗传方式除肝磷酸化酶激酶 α 亚基异构酶为伴性遗传外，其余类型的糖原贮积症均为常染色体隐性遗传。糖原贮积症的病因为糖原合成和分解过程中所需的酶基因发生突变，其表达的相应酶活性完全丧失或大大降低，因此引起糖原贮备减少或糖原在细胞中堆积而致病。各种酶基因和酶突变包括点突变、缺失、插入和剪接突变，其中以点突变最为常见。关于基因型与表型之间的相互关系，大多数研究者认为两者无相关，即使基因型相同的患者其表型也可不同。

本病的病理生理改变：肝中糖原不能合成或不能分解→空腹、夜间和白天延迟进食时发生低血糖→低血糖症状。如果在肝中长期大量糖原贮积，则会使肝细胞功能发生障碍，肝纤维化，最后发生肝硬化；如果肾细胞中有大量糖原贮积，也将影响肾功能；肌肉中糖原贮积，一方面在肌肉活动中，因肌糖原分解障碍而不能供给肌肉活动时所需能量，故有肌肉软弱无力；心脏中糖原贮积易发生心功能不全。反复发作低血糖，可导致神经系统的损害。

二、临床表现

本病临床表现因发病年龄、类型和受累器官不同而极不均一。本病为遗传性疾病，故发病时间多在新生儿和婴幼儿，少数患者到成年早期才发病。下面是各种类型的临床表现。

1.糖原贮积症0型　　此型是由于缺乏糖原合成酶,故肝细胞中贮备肝糖原不足,餐后4～6h肝糖原含量只有正常人的0.5%。多在出生后几小时即发病,如果未及时发现,则婴儿可死于低血糖和酮中毒。在进食后,低血糖和酮中毒迅速被纠正,但由于葡萄糖不能迅速被肝细胞利用以合成糖原,葡萄糖在血中堆积而引起高血糖。故本病患儿的临床特点之一为低血糖—高血糖交替出现,即白天高血糖,夜间低血糖。由于肝释放葡萄糖量大大减少,因此糖异生作用通路代偿性加强,故有高乳酸血症和酮血症,表现为代谢性酸中毒(乳酸酸中毒),这也是引起患儿死亡原因之一。此外,血中丙氨酸也增高(作为糖异生作用的基质)。早期无肝增大。对出生后几小时的婴儿如果出现低血糖,同时又有酮血症即可做出本病的临床诊断。确诊可做肝活检和病理切片检查,本型患者肝病理检查的特点是肝细胞胞质中糖原颗粒稀少,中度脂肪增多,偶可见糖原体排列,说明肝糖原不是完全没有。本病罕见,临床表现各患者间疾病的严重程度因残余糖原合成酶活性程度不同而不尽相同,少数患者症状很少或无症状,出生几年之后才确诊。

2.糖原贮积症Ⅰ型　　此型患者有ⅠA、ⅠB、ⅠC和ⅠD4个亚型,但临床上最常见者为ⅠA和ⅠB。此型患者由于6-磷酸葡萄糖酶有缺陷,使葡萄糖不能进行磷酸化,既不能合成肝糖原和肌糖原,糖异生通路也被阻断,故此型患者在糖原贮积症中是最严重的一型。估计发病率为1/200 000。各亚型的临床表现分述如下。

(1)ⅠA型临床表现:此型患儿在出生后即出现低血糖,严重者有抽搐、昏迷,如不喂食,即可死于低血糖。在出现低血糖的同时,如果在进食后3～4h未给喂食,则出现高乳酸血症、酮中毒和代谢性酸中毒,表现为呼吸深快。低热也常见,但不一定是感染所致。频繁发作的低血糖和长期的大量糖原贮积可导致神经系统损害,如运动、识别能力发育延迟。肾小球和肾小管细胞能量缺乏,肾血流量增加和肾小球滤过率增加以代偿能量供给不足,长期则引起肾功能不全,加上肾中有大量糖原堆积,最终导致肾小球萎缩,肾小管扩张、间质纤维化。近端肾小管损伤表现有糖尿、低钾血症和普遍性氨基酸尿;远曲小管损伤则有高钙尿、尿不能酸化和低钾血症等。在幼儿及少年患者,可出现蛋白尿。晚期患者可出现高血压,最后可发展为肾功能不全。患者有严重的高脂血症,血甘油三酯可高达26mmol/L(1000mg/dl)以上。临床上在上肢伸侧和臀部可发生发疹性黄色瘤。高脂血症使血液黏滞度增高,故易患急性胰腺炎。尽管有明显的高脂血症,但患者发生动脉粥样硬化的危险性却不增加,可能与ApoE升高具有抗衡粥样硬化发生危险作用有关;加之ApoE Ⅲ和ApoE Ⅳ具有明显的多态性,结合甘油三酯容量大,可增加甘油三酯的清除。长期存活的患者(大多数在成年期20～30岁)可发生肝腺瘤(单个或多个),其中有些患者肝腺瘤可发生出血和癌变。骨质疏松可以发生在疾病较后期,其发病机制与甲状旁腺激素、降钙素和维生素 D 代谢无关。骨矿含量减少,可能与乳酸酸中毒、血皮质醇升高、对生长激素抵抗和青春期发育延迟有关。其他少见的临床表现有肺动脉高压、多囊卵巢、进行性心力衰竭等。患儿身材比同龄小儿矮,如果能得到及时有效的治疗,智力可不受影响,少数患者除肝大外无其他症状。

(2)ⅠB 型的临床表现:患者临床表现与ⅠA 型相同,不同的一点是此型(ⅠB)患者有中性粒细胞减少和功能不全,故易反复发生感染,如炎症性肠病。临床表现与 Crohn 病相似。

(3)ⅠC 型和ⅠD 型:病例报道极少,对它们的临床表现还没有全面的描述。

3.糖原贮积症Ⅱ型　糖原贮积症Ⅱ型是由于溶酶体中酸性 α 糖苷酶(又称酸性麦芽糖酶)缺乏,编码这种酶的基因为 GAA,这种酶使溶酶体中糖原降解,缺乏这种酶则导致溶酶体中糖原堆积。我国台湾省Ⅱ型糖原贮积症的婴儿型最为常见,此外还有少儿型和成人型。从基因敲除的小鼠模型,除骨骼肌、心脏、呼吸道和血管平滑肌外,肝、肾、脾、涎腺、周围神经的 Schwann 细胞和中枢神经系统的神经元的溶酶体中均有糖原堆积,此种病理改变与本型的婴儿型相似。本型患者病变范围广泛,除骨骼肌受累外,呼吸道、消化道、泌尿生殖道和血管平滑肌均可受累。严重型的幼儿有骨骼肌运动发育延迟,四肢、肩胛带和骨盆带肌张力减退,小腿尤为突出。随着年龄的增长,肌张力进行性减退,可出现呼吸衰竭。血清肌酸磷酸激酶升高,肌肉中酸性 1,4-α 糖苷酶活性严重缺乏,<0.03mU/mg 蛋白。肌电图显示为混合性肌张力性或肌瘤性图像,个别患儿颅脑影像(CT 或 MRI)有脑积水,但无脑室系统梗阻,其发病机制尚未肯定。

4.糖原贮积症Ⅲ型　从糖原贮存中把葡萄糖释放出来需要两种酶的作用,即糖原磷酸化酶和糖原脱支酶(GDE)。后者在一个单一的肽链上有两种互不依赖的催化活性,即寡 1,4 葡聚糖转移酶和淀粉-1,6-糖苷酶。GDE 要有完全的活性需要这两种酶具有正常的活性,当 GDE 活性缺乏时,糖原颗粒最外层的分支点被分解后,糖原则不再分解,由此导致磷酸化酶限制性糊精的堆积(异常型糖原)。本型临床表现与Ⅰ型糖原贮积症大致相同,在婴儿和儿童期两者很难鉴别。本型临床表现包括禁食时发生伴有酮中毒的低血糖、肝大、生长迟缓和高脂血症。与糖原贮积症Ⅰ型不同的临床特点有:①因为葡萄糖可从最外层分支点的 1,4 节段和糖异生作用产生,故能耐受较长时间的禁食,低血糖较轻,只有在感染或其他应激和禁食时间较长时才引发低血糖。②只有在饥饿状态才发生酮中毒。③因为糖异生作用通路是畅通的,故无血乳酸和尿酸升高,肝糖原溶解不增加。④高脂血症较轻。

⑤肾不增大,也不发生肾功能不全。⑥肌肉乏力在儿童期不突出,但到 30～40 岁时则变得明显,主要表现为肩胛带和骨盆带近端肌肉无力。⑦可在青春期发生肥厚性心肌病,少数病例可因心功能不全而死亡。用超声检查有心室肌肥厚是常见的。⑧25％的患者可发生肝腺瘤,但不发生癌变。⑨肝大可逐渐缩小,到成年期可缩小到正常,但也有少数患者发生肝硬化、脾大,并发食管胃底静脉曲张破裂出血。

5.糖原贮积症Ⅳ型 本型是由于糖原分支酶(GBE)活性缺乏而引起糖原在肝、心脏和其他器官堆积,使受累器官发生病变和功能障碍。本型多发生于婴儿及儿童,少数在青少年期发病,临床表现不均一,从新生儿表现为致命的神经肌肉疾病,进展性肝硬化到轻度非进展性肝病。肝受累者有腹胀、婴儿不能正常生长、肝大和肝硬化腹水;有肌肉受累者则有肌张力降低;心脏受累者可发生心肌病,反复发生心力衰竭,有的患者也可发生肝细胞癌。

6.糖原贮积症Ⅴ型 本型患者于 1951 年由 McArdle 首先报道,故又称McArdle 病,其病因是由于肌肉糖原磷酸化酶(M-Gp)缺乏引起肌肉中糖原堆积。M-Gp 缺乏则是由于酶基因(有 20 个外显子)发生突变。大多数突变均使 M-Gp 被截短,但也有其他突变。在美国、英国、日本、意大利和西班牙的患者中最常见的突变为 Arg49 终止编码。在 M-Gp 两个等位基因中只要一个有突变即可有临床表现。有些患者未检出有糖原磷酸化酶突变,目前尚无满意解释。除肌肉中有 M-Gp 缺乏外,肝和脑中也缺乏,但 3 种器官中的 M-Gp 由不同的基因编码,故在肌肉、肝和脑中有 3 种 Gp 同工酶。在病理上骨骼肌纤维有退行性变,1/2 的患者有广泛性骨骼肌坏死,也可有空泡性肌病的病理表现。根据临床表现,本病患者可分为 3 型:迅速致命的新生儿型,先天性肌病症状的较轻型和具有肌痛、易疲劳、痉挛和肌球蛋白尿的经典型。这些类型的存在,使本型患者临床表现不均一。基因型与表型之间无相关。约 50％的患者有家族史。临床表现可从无任何症状到具有典型的运动不耐受、肌痛、肌痉挛和运动后肌球蛋白尿。

7.糖原贮积症Ⅵ型 本型糖原贮积症又称 Hers 病,是由于肝糖原磷酸化酶活性降低,使肝糖原分解受阻而引起肝中糖原堆积,此型患者在临床上极为少见。编码肝中糖原磷酸化酶的基因为 PYGL,定位在 14q21-22,基因结构尚未完全弄清。与 M-Gp 为同工酶,除 5′非翻译区序列不同外,其余部分相同。肝糖原分解需要肝糖原磷酸化酶(H-Gp)参与,H-Gp 缺乏,同样引起肝中糖原堆积。对 Mennonite 家系用 PYG1 基因侧面遗传标志进行连锁分析证实此家系糖原贮积症Ⅵ型与 PYGL 基因连锁,多点优势积分(LOD score)为 4.7。对反转录聚合酶链反应(RT-PCR)产物进行测序以检查基因组突变,表明患者 PYGL mRNA 的外显子 13 全部或部分缺失。这一突变估计在 Mennouite 家系的染色体中有 3%，约有 0.1% 的人群患病。本型患者临床表现虽然也引起肝大和低血糖，但症状较轻，因为患者 M-Gp 活性正常，故活动时不引起低血糖。

8.**糖原贮积症Ⅸ型**　糖原贮积症Ⅸ型就是由于磷酸化酶激酶（PHK）缺乏而引起糖原堆积，本型为最常见的一种肌肉受累的糖原贮积症的类型，在出生婴儿中的发病率约为 1/100 000。在所有糖原贮积症中，本型约占 1/4。PHK 是一种复杂酶，由 α、β、γ 和 δ 4 个亚基组成（前面已提及），这些酶的亚基如果发生突变，则可引起肝或肌肉中磷酸化酶激酶活性缺乏，从而使肝、肌肉或周围血细胞中糖原磷酸化酶活性降低。PHKA2 基因突变使肝中的 PHKα 亚基也发生突变，从而引起伴性糖原贮积症，是本型中最常见的类型，其肝中 PHK 缺如，而在肌肉中活性正常。此型中还有一种亚型，即伴性糖原贮积症Ⅱ型，此亚型肝中 PHK 活性低，而在红细胞和白细胞中则正常甚至增高。该亚型是由相同基因缺陷引起，与典型的伴性糖原贮积症不同的是体外实验伴性糖原贮积症亚型没有 PHKA2 缺陷，其发病是因为此种亚型是由 PHKA2 中公认的调节区突变所引起。因此，肝中糖原磷酸化酶功能降低可由 PYGL、PHKA2、PHKB 和 PHKG2 4 种基因突变引起。PHKA2、PHKB 和 PHKG2 突变引起相同的类型，其临床表现与 PYGL 突变引起者相同，在临床上由 PYGL 基因突变引起的Ⅵ型糖原贮积症不能与由 PHK 缺乏引起者相鉴别，除非做基因突变鉴定。1999 年还报道由于心脏中 PHK 单独缺乏而引起婴儿发生肥厚性心肌病（非阻塞性），此婴儿在胎儿期即有心脏进行性增大，出生时做心电图检查有高的 QRS 波，P-R 间期缩短，婴儿死于心力衰竭和（或）肺压缩，迄今只有 5 例报道。

9.**糖原贮积症Ⅹ型**　本型糖原贮积症是由于肌肉特异性磷酸甘油变位酶（PGAM-M）基因有突变引起。Hadjiyeorgion 等报道 1 例日本病例在密码子 209 位有 G→A 突变，导致 PGAM-M 有甘氨酸被门冬氨酸取代。临床表现与 McArdle 病相似，有运动不耐受和肌肉痉挛。

10.**糖原贮积症Ⅺ型**　本型糖原贮积症又称 Fanconi-Bickel 综合征，是由于葡萄糖运载蛋白-2（GLUT-2）基因有突变引起，但有的病例未发现 GLUT-2 基因突变，因此对此综合征是否为单基因病仍有疑问。

11.**糖原贮积症Ⅻ型**　此型糖原贮积症是近年来提出来的，主要缺陷在醛酮酶（又名缩醛酶，aldolase）。目前对此型糖原贮积症的临床表现因报道的病例不多，但被列入糖原贮积症肌病中，故其临床表现与其他类型的糖原贮积症引起的肌病相似。

三、辅助检查

由于糖原贮积症有诸多类型,每种类型中受累组织不同,因此实验室检查结果也不相同。有肝受累者有不同程度的禁食低血糖,而只有骨骼肌或心肌受累者则无。实验室检查除血糖外,与糖原合成和降解有关的一些血液成分也随之发生变化。糖原合成和降解中有肝受累的类型,血中酮体和阴离子间隙升高,乳酸、尿酸和丙氨酸水平则降低;进食后,前述异常则完全纠正。有肌肉受累的类型则有磷酸肌酸激酶水平升高,严重者出现肌球蛋白尿(色素尿)。肝 B 超和 CT 可检出并发的肝细胞腺瘤。心脏受累者心电图上有心肌肥厚图像。肌肉受累者肌电图上有肌张力性或肌痛性改变。

四、诊断与鉴别诊断

糖原贮积症是遗传性疾病,且呈家族性发病。诊断包括临床诊断、分型诊断和病因诊断。

1.临床诊断　　新生儿和婴幼儿在延迟喂食的情况下频发低血糖抽搐和神志不清,喂食或注射葡萄糖后即可恢复;特别在出现低血糖的同时有呼吸深快的酸中毒症状,这是诊断糖原贮积症的重要临床线索。肝大使右上腹隆起是有肝受累的类型中常见的体征,有些类型肝大呈进行性(如Ⅰ型)。实验室检查应包括血糖、血酮体、乳酸、血脂和尿酸(禁食和餐后)的动态变化,或每小时抽血测上述指标 1 次,直至血糖降到 2.2mmol/L(40mg/dl)时再做口服葡萄糖负荷试验,同样每小时取血测相同的指标(葡萄糖量按 1.75g/kg 计算)。胰高血糖素刺激试验对糖原贮积症的临床诊断有帮助,特别是肝型糖原贮积症。试验方法是静脉推注(或肌内注射)高血糖素,剂量为 30μg/kg,最大剂量≤1mg,取注射前和注射后 30min,60min,90min 和 120min 血测定血糖和乳酸。0 型患者在进食 2h 后有血糖升高,血乳酸下降;但进食 8h 做此试验,则血糖和血乳酸均无升高反应。Ⅰ型患者无血糖升高,只有血乳酸升高,Ⅲ、Ⅵ和Ⅸ型患者血糖稍升高或不升高,血乳酸也不升高。

2.分型诊断　　根据临床表现可以对某些类型糖原贮积症做出分型诊断,如Ⅺ型糖原贮积症,临床上除肝大外,还伴特征性 Fanconi 肾病,其他类型的糖原贮积症则均无此种临床表现,但其他类型糖原贮积症,只根据临床表现则不能做出肯定的分型,如Ⅵ型和Ⅸ型在临床上不可能进行鉴别。对糖原贮积症做出分型诊断必须依赖于受累组织细胞中的酶活性测定,但是糖原贮积症有 12 型之多,有的类型其缺陷酶由两种或两种以上的亚基组成,或者是由几种作用互不依赖的酶组成的复杂酶系,因此在做酶活检测定前应该有个假定的、有缺陷的酶检测方向。

　　根据上述筛选方案选择酶活性测定可缩小酶活性测定的范围,但酶活性测定步骤复杂,难以广泛应用于临床分型。

　　3.病因诊断(基因诊断)　各种类型的糖原贮积症都是由糖原合成或糖原分解过程中某种酶缺如或活性降低所致,这些酶缺陷与酶的相关基因发生突变有关,只有极少数某种类型的糖原贮积症患者未检出有相关基因突变。检查基因突变都是采用分子生物学方法,常用方法为以多聚酶链式反应(PCR)为基础,即在提取酶基因 DNA,对酶的所有外显子或个别外显子或所有外显子和内含子进行 PCR 扩增,然后对扩增后的产物进行 DNA 测序或做单链构象多态性(SSCP),或做限切酶长度多态性(RELP)分析以检出突变。最近报道用 TaqMan-等位基位-特异性扩增方法(TaqMan-ASA)应用于糖原贮积症 IA 型中的点突变检查,此方法是用两套等位基因特异性引物,在有 TaqMan 探针存在情况下,用荧光检测器对配对的 PCR 扩增进行实时监测。此方法是测定扩增的效率,而不是测定终点 PCR 产物的存在或不存在。根据“阈值”循环确定的两种 PCR 扩增效率的差异来鉴别突变和正常的等位基因,因此,使设计等位基因－特异性引物有较大的灵活性和对等位基因判断有较宽松的技术界限,此方法还可用来筛选新生儿其他遗传性代谢性疾病中的点突变。检查基因突变的标本可用活检所得的肝或骨骼肌的新鲜标本,也可用周围血白细胞或培养的皮肤成纤维细胞。肝型糖原贮积症有低血糖者应与其他原因引起低血糖的疾病鉴别,可根据有无酮中毒和血乳酸水平来鉴别。肌肉单独受累的糖原贮积症(如 V 型)则应与其他代谢性肌病鉴别,如线粒体肌病、进行性肌营养不良、近端肌紧张性肌病等。肌肉活检有助于做出鉴别诊断,由糖原贮积症引起者肌细胞中有糖原堆积。

五、治疗

　　不同类型的糖原贮积症治疗的方法有所不同,一般来说,新生儿和婴儿患者疾病较严重,治疗也较困难;年龄较大的儿童,由于依从性较好,治疗也较容易。本病为遗传性疾病,故难以根治,但近些年发展起来的基因治疗,有可能使糖原贮积症得到根治。治疗方法如下。

　　1.饮食治疗　饮食治疗是一种对症治疗,即防止可导致威胁患者生命的低血糖症发生。饮食治疗主要用于有肝受累、易发生低血糖、酮中毒和乳酸中毒的新生儿和儿童患者。饮食治疗的原则根据糖原贮积症类型和患者情况,按时给患儿补充葡萄糖,以满足餐后状态所需葡萄糖。0 型、I 型、III 型、VI 型、IX 型、XI 型都需要饮食治疗,但提供葡萄糖来源的间隔时间有所不同。0型和Ⅰ型白天需每隔2～4h补充1次,夜间每3～4h 1次;Ⅲ型可隔4～6h补充1次,而Ⅵ型和Ⅸ型则只需在睡前加餐1次即可,但必须根据所监测的血糖和乳酸水平的变化来调整间隔时间。提供葡萄糖的食品不宜直接用葡萄糖,因为葡萄糖吸收快,维持时间短,且对某些类型患者带来不利影响。如0型糖原贮积症可引起高血糖和高乳酸血症,因为维持时间短,给予葡萄糖的间隔时间更短而使患者得不到休息。公认的能提供葡萄糖来源的食品为未煮过的大米淀粉,其优点为在肠道消化吸收较慢,可使喂食间隔时间延长到4h,且不会出现高血糖,单次剂量为2g/kg,也可用乳类食品,其中含有等于白天所计算出来的葡萄糖产生速率的葡萄糖量。关于饮食给予途径以经口或经胃喂食为首选,经口喂食可用于年龄较大的婴儿;经胃喂食则用于新生儿或年龄小的婴儿。可用鼻胃管和胃切开插管,在不能经口或经胃喂食时可用全胃肠外营养支持治疗。特别应当注意的是,除提供葡萄糖来源的食品外,应注意营养平衡,包括蛋白质、脂肪、维生素、矿物质等,以保证营养平衡,促进婴儿正常的生长发育。最好由专业的营养师调配患儿饮食,否则可引起维生素缺乏、贫血等,但服用支链氨基酸不能使Ⅴ型糖原贮积症患者运动能力改善。

2.基因治疗 由于基因工程研究的进展,一些糖原贮积症所缺乏的酶可用基因工程合成,选用适当的载体转输给有这种酶缺乏的动物模型,可使酶活性恢复到正常,从而使临床表现和生化异常得到恢复。如将含有鼠6-磷酸葡萄糖基因的腺瘤病毒载体静脉滴注给有6-磷酸葡萄糖酶缺乏的小鼠可得到100%的存活,其中90%存活了3个月,生长得到明显的进步,血糖、胆固醇、甘油三酯和尿酸也都恢复到正常水平,器官中贮积的糖原也被降解到接近于正常水平,临床上肝缩小,静脉滴注1次,酶活性可保持70d。

3.器官移植 器官移植包括肝移植和心脏移植,文献中报道的病例不多。肝移植指征:①多发性肝腺瘤;②肝腺瘤疑有癌变者;③严重的肝、肾功能不全。心脏移植的指征为顽固性心力衰竭,用常规抗心力衰竭治疗仍不能控制者。不论何种器官移植,并发症均多,死亡率也高,但有获得成功者。糖原贮积症Ⅰ型、Ⅲ型、Ⅳ型病情严重者均可考虑做肝移植手术。

4.对症治疗 对有心力衰竭、肾功能损害、营养缺乏和中性粒细胞减少而反复发生感染者均应采取相应的对症治疗。

第十八节　果糖不耐受综合征

果糖不耐受是一种遗传性疾病,是由于 1-磷酸果糖醛缩酶 B 基因突变而导致醛缩酶 B 缺乏(或活性降低),使 1-磷酸果糖在肝、肾、肠中堆积,导致肝糖原分解和糖异生受抑而引发低血糖症。患者因摄入含果糖食品而诱发,剔除食品中的果糖,则可避免。除急性低血糖外,慢性摄入果糖食品可引起肝肾功能损害、肝大、黄疸、消化道症状和肾小管性酸中毒等。本病为先天性罕见疾病,故称为遗传性果糖不耐受(HFI)。本病的估计发病率约 1/20 000。

一、病因与发病机制

许多水果中含有果糖,也是人们特别是婴幼儿的饮食调味品。蔗糖是人们常用的甜食佐料,其中也含果糖。1,6-二磷酸果糖是葡萄糖无氧糖酵解的中间产物,也是糖原异生的必经途径。正常人摄入果糖后,在肝中经果糖激酶(又名酮己糖激酶)作用而磷酸化,产生 1-磷酸果糖,再磷酸化成为 1,6-二磷酸果糖后,加入葡萄糖无氧糖酵解而被代谢。

醛缩酶有 4 种异构体,分别命名为醛缩酶 A、B、C、D,由不同基因编码。醛缩酶 B 基因定位于 9 号(9q21.3-q22.2)染色体,共 9 个外显子,醛缩酶 B 由 364 个氨基酸残基组成。在正常情况下,此酶催化 1-磷酸果糖裂解为二羟丙酮磷酸和 D-甘油醛。果糖不耐受患者醛缩酶基因发生突变,使醛缩酶 B 结构和活性发生改变,1-磷酸果糖在肝中堆积,导致肝中其他酶活性受抑,包括磷酸化酶,果糖 1,6-二磷酸酶,肝醛缩酶和果糖激酶,结果使肝糖原分解和糖异生都发生障碍而导致低血糖症的发生。在发生低血糖症之前,先有血无机磷水平降低。磷酸盐减少和肝 1-磷酸脱胺酶解抑,导致腺苷核苷酸降解增加和随后的血液循环中尿酸增高。在肝核苷酸裂解中,肝中 1-磷酸腺苷脱胺酶是速率限制步骤,其降解产物为肌苷 5′-磷酸增加,这些生化改变使 1-磷酸果糖醛缩酶 B 更加受抑。其他生化改变还有血浆钾离子稍降低,乳酸、丙酮酸、甘油醇和游离脂肪酸增高,后者可能是由于溶脂激素分泌增多使脂肪组织中甘油三酯分解增加所致。1-磷酸果糖还是磷酸甘露糖异聚合酶强有力的竞争物,后者是蛋白质糖基化第一步所需的酶,故 HFI 可使蛋白 N-糖基化发生障碍。

Tolan 总结在北欧、其他地区和少数民族中已鉴定出醛缩酶 B 基因有 21 种突变,其中 15 种突变为单个碱基取代,共有 9 个醛缩酶 B 蛋白中氨基酸被其他氨基酸置换,4 个密码子有无义突变,2 个剪接缺陷,2 个大的缺失和 4 个碱基缺失或 1 个碱基插入,最常见的突变发生在外显子 5 和 9。近年来,文献中又发现一些新的突变,如 Ala149Phe,Ala149Pro,Ala174Asp,Asn334Lys,Trp147Ary,Ary303Try,Ala337Val,Cys256Phe,Cys134Ary,Leu256Pro 等,在上述突变中,Ala149Phe 和 Ala174Asp 两种突变约占全世界所有醛缩酶 B 突变的 70%,而突变基因的携带者可达 1/70。患者大多为纯合子或为复合性杂合子。不同的突变对醛缩酶 B 的影响不同,有的醛缩酶 B 基因突变使醛缩酶 B 仍留有部分活性;有的突变则使醛缩酶 B 完全丧失功能(如半胱氨酸 240 停止编码)。突变还可使醛缩酶 B 的四聚体结构遭受破坏,而四聚体的完整对保持充分催化活性是非常重要的;突变也可使醛缩酶 B 对 1-磷酸果糖的亲和性降低。

二、临床表现

HFI 为常染色体隐性遗传,发病具有家族倾向,近亲结婚者的子女,发病频率增高。

1.临床表现极不均一　临床表现的严重性与摄食情况、年龄、教育和饮食习惯有关,常因摄入含果糖、蔗糖和山梨醇食品而引起急性发病。因为新生儿多喂甜食(特别是蔗糖),故 HFI 多在新生儿和婴幼儿期发病,而且易导致婴儿夭折。临床表现为摄入含果糖食品后可出现恶心、呕吐、腹痛、出汗、震颤、抽搐、神经精神症状和昏迷,这些症状与摄入果糖后引起的严重低血糖症有关,且低血糖的特点是静脉推注高血糖素后也不能使症状缓解。年龄较大的儿童在多次发作后对甜食厌恶,低血糖发作减少或停止,若婴幼儿和儿童因病需静脉输注果糖或山梨醇而输注前不知患者患有 HFI 时可引发致命的低血糖症而导致死亡。吃未成熟的水果(绿色水果)则不易引起低血糖发作,因为其中果糖含量较低。成年后发病者是因为这些患者长期拒食甜食。

2.肝大与肝功能异常　长期慢性摄入果糖食品可引起肝大、黄疸、出血、腹水、水肿、肝衰竭、肾衰竭和肾小管性酸中毒,儿童生长发育迟缓。即使剔除了饮食中的果糖,虽然可减少 1-磷酸果糖在组织中的堆积,但 1,6-二磷酸果糖是糖原分解和糖异生的专一性中间代谢产物,不会因剔除饮食中果糖而被去除,而且使其转化减弱,故仍可有进行性肝损害。患者除肝大外,肝活检显示有脂肪浸润、纤维组织增生和肝线粒体有明显异常。

三、辅助检查

尿中可检出果糖,用色谱法可与葡萄糖区别。在低血糖急性发作时,血无机磷、尿酸、乳酸、丙酮酸、游离脂肪酸和甘油醇升高。慢性患者有肝功能损害,表现为血清转氨酶升高,血液凝固时间延长等。慢性患者肝有脂肪浸润和纤维化,但无特异性。新的^{31}P磁共振分光镜可以测定肝中某些含磷化合物的绝对浓度。Boesiger等用3例有果糖代谢疾病的成年人在静脉推注果糖后和禁食时测定了三磷腺苷(ATP)、单磷脂和无机磷(Pi)的浓度变化,并与用化学方法所测得的已知的代谢产物浓度比较。结果表明:①在禁食过程中ATP浓度平均值为2.7 ± 0.3($n=9$)mmol/L,经过用其他三磷核苷酸纠正后为2.1mmol/L,与已知浓度相符;禁食时1-磷酸果糖不能测出,在注射果糖后,其浓度是从注射果糖前[(2.9 ± 0.2)mmol/L]和以后,单磷脂信号之差计算出来的。Pi为(1.4 ± 0.3)mmol/L,同时代表在磁共振光谱中所见到Pi的1/4。②3名健康人在注射果糖(200mg/kg,20%溶液,2.5min注完)后以果糖激酶介导的1-磷酸果糖迅速升高,在3min内达4.9mmol/L,而未经纠正的ATP则从2.7mmol/L降到1.8mmol/L,Pi从1.4mmol/L降到0.3mmol/L。此后在由果糖醛缩酶B介导的1-磷酸果糖降低的同时,伴有Pi迅速上升到2.7mmol/L。③遗传性果糖不耐受患者,最初的代谢变化同健康人,但在注射果糖7h后还不能恢复到基础水平,证明果糖醛缩酶B活性降低。此项检查只是间接评估醛缩酶活性的降低,不能测出醛缩酶活性降低程度。

四、诊断与鉴别诊断

1.诊断依据　本病在临床上比较少见,大多数患者在新生儿或婴幼儿期发病。有阳性家族史者对诊断有帮助,但无阳性家族史者不能排除本病。诊断根据如下:①新生儿或婴幼儿在喂食含果糖食品后引起恶心、呕吐和低血糖。剔除饮食中果糖则无低血糖发作。对有不明原因的低血糖症和肝大的婴幼儿都应考虑本病的可能。②尿中检查出有果糖。③果糖耐受试验:静脉注射$200\sim250$mg/kg的果糖溶液,测定注射后血糖和血磷,如果血糖和(或)血磷降低,则支持本病的诊断。此项检查在婴幼儿中应慎重采用,因可引起致命性低血糖。④高血糖素试验:静脉推注高血糖素1mg后,于注射后15min、30min、45min、60min、90min、120min抽血测血糖。本病患者血糖峰值增加为基础血糖值的2%;健康对照者为$10\%\sim20\%$。此试验可用于婴幼儿。⑤肝活检或肠黏膜活检测定醛缩酶活性。此项检查可确诊本病。测试的原理是先分离纯化肝细胞中的醛缩酶B,再测定其对1-磷酸果糖(作为基质)的活性,并与基因重组的正常的醛缩酶做对照。不过此项检查中肝醛缩酶 B 的分离纯化比较困难,且费时费力,难于用作临床常规诊断方法。⑥醛缩酶 B 基因突变鉴定:此项检查为本病病因诊断。

2.基因筛查 因为醛缩酶 B 基因突变最常见的只有两种,因此国外有的医院把 HFI 列为新生儿先天性代谢性疾病的筛查中。筛查的方法有:①反向斑点印染。即把从患者周围血分离出来的淋巴细胞的基因组 DNA,用 PCR 扩增外显子 5,再将扩增的外显子 5DNA 与互补的、尾部带有 poly(dt)的等位基因——特异性寡核苷酸探针杂交。扩增是用生物素酰化(biotinyted)醛缩酶 B 的特异性作引物,用产生卵泡素(avidin-碱性磷酸酶复合物)来检测生物素酰化的扩增的 DNA,同时用化学发光来观察。这种方法可很快检出 Ala149Phe 和 Ala174Asp 两种最常见的突变。②用干燥了的血标本扩增醛缩酶 B 外显子 5 的基因组序列,再与等位基因——特异性寡核苷酸做判断性杂交(判断某种突变如 Ala149Phe),再用限制性内切酶 BsaHI 消化以证实。除上述检查醛缩酶 B 基因突变方法外,还可用 PCR 与单链构形多态性(SSCP)联合检查和 PCR 扩增后直接测序等方法。

3.鉴别诊断 本病应与 Hawkinsinuria 鉴别,因为后一种疾病也是一种先天性酪氨酸代谢异常,为常染色体显性遗传,其缺陷为 4-羟苯丙酮酶二氧生成酶活性降低。多见于新生儿,临床表现有肝大、生长迟缓和肾小管性酸中毒与本病相似,但 Haukinsinuria 尿中排出酪氨酸增多,血中酪氨酸浓度增高可与本病鉴别。有黄疸、肝功能损害和凝血异常的婴幼儿还应与其他肝病鉴别,如急性传染性肝炎、传染性单核细胞增多症。发作低血糖时应与婴幼儿其他能引起低血糖症的先天性代谢性疾病如糖原贮积症、枫糖尿病、支链氨基酸代谢病、酮症性低血糖症、胰岛细胞增生症、半乳糖血症等进行鉴别。后面列出的、能够引发低血糖症的先天性代谢性疾病低血糖的发生均与进食果糖无关。

五、治 疗

本病虽然为遗传性疾病而不能根治,但本病的发生与食物中的果糖有关。

1.控制含果糖食品的摄入 严格控制摄食含果糖、蔗糖和山梨醇食品和水果(含果糖水果),不仅可防止低血糖发生,同时可减少 1-磷酸果糖在细胞内堆积而破坏细胞功能。在急性低血糖发生时,静脉推注葡萄糖即可使低血糖得到纠正。对有 HFI 家族史的新生儿,要避免食品(牛乳)中加蔗糖,同时应进行 HFI 筛查。儿童或成年人患者如遇手术或其他疾病而需要静脉营养或病情需要时,应禁忌静脉输入果糖和山梨醇,因为后者在体内可转变为果糖。在需用肠胃外营养治疗时应选用不含果糖和山梨醇的营养液体,国外在肠胃外营养液中常用果糖、山梨醇和木糖醇代替葡萄糖,因为这些葡萄糖替代物不明显升高血糖,因而不刺激胰岛素分泌;同时在氨基酸消毒过程中不使液体发生棕色反应。

2.保护肝和肾的治疗　除了前述急性低血糖症的处理外,对于有肝、肾功能损害的慢性患者除饮食治疗外应采取保护肝和肾的治疗,避免使用有损肝、肾功能的药物。对有抽搐者可用地西泮、苯巴比妥和苯妥英钠。对前述药物治疗无反应者,静脉注射丙泊酚,剂量为 3mg/kg,随后静脉滴注,滴速为 $100\mu g/(kg \cdot min)$。

本病如果未及时诊断,患者常在新生儿期死于低血糖症。在明确诊断后,一生中避免进食含果糖的食品,则无体内 1-磷酸果糖堆积,预后良好。

第十九节　早期衰老综合征

早期衰老综合征(HGS),本病于 1886 年由 Hutchinson 首先报道,表现为自生后 1～2 年开始出现老化现象,通常于 20 岁前死亡,是遗传性早老综合征中有代表性的一种。它是与自然老化不同的一种局部性老化性疾病,与 Werner 综合征相同,均属于病态的早老症,是人老化机制研究的疾病。它是一种少见的代谢异常、发育障碍和侏儒状态,伴有骨骼、牙齿、指(趾)甲、毛发及脂肪等发育不全,以童年表现老年人面貌和动脉硬化为特征的疾病。别名 Gilford 垂体性幼稚型侏儒症、淋巴体质性侏儒症、早衰综合征、小儿早老症、Gilfford 综合征和 Vriot-Pinonneau 综合征。

一、病因与发病机制

HGS 的病因尚不明确,可能由于先天性腺体萎缩和腺体发育不全引起,有遗传因素,其他如结核、梅毒、黄色素瘤、肿瘤和 X 线损伤等;亦可能因结缔组织细胞不能对生长激素起反应,以致胶原发生老化而发生动脉硬化。皮肤成纤维细胞在培养基中生长减慢,存活期缩短,有丝分裂活性 DNA 合成和形成克隆能力下降。最近提出与 DNA 的突然变异、DNA 的修复、DNA 甲基化与衰老有密切关系,并发现 HGS 细胞最本质的变化是受到外因的刺激即引起不定期 DNA 合成的降低,恢复困难甚至是不可逆的。有人从 HGS 和 Wemer 综合征(WS)患儿身上采取细胞,用细胞培养来研究老化的发病机制,结果发现 WS 的常染色体隐性遗传是肯定的,而 HGS 则不能肯定。正常人的皮肤细胞经过 20～30 次培养分裂后死亡;而 HGS 皮肤细胞只分裂两次即告死亡。总之,HGS 是一种在常染色体隐性遗传的基础上,具有免疫功能缺陷和组织相应性抗原受突变基因支配的疾病。因此,细胞受外界紫外线、放射线等不良刺激时易发生 DNA 不可逆性变异,导致胶原合成减慢,透明纤维增加,挤掉了脂肪细胞,皮下组织缺乏脂肪及脂肪腺,血脂却明显增高,终致动脉粥样硬化而呈现早老现象。

二、临床表现

HGS 在出生时多有硬肿、轻度发绀、鼻较尖等现象,而一般表现大致正常。从第 2 年开始生长明显缓慢,并逐渐出现以下典型的特征。

1.症状与体征　除身高、体重明显低于同龄儿童呈侏儒状外,面貌好似老人。皮肤缺乏弹性、无光泽、多皱褶。头发脱落,皮下脂肪菲薄,甚至消失。①颜面骨及下颌骨特别小,头颅与前额相对较大。眼眶较小故两眼突出,鼻突出且尖;耳郭常有畸形,两耳向前竖起,缺乏耳垂;嘴唇较薄,近似鸟脸,牙齿早脱落或呈畸形。②关节运动受限,下颌短小。股骨外翻,状如骑马;锁骨特别短小,关节相对粗大并僵直,手指屈曲,指(趾)甲常萎缩,末节指骨很短。③下腹部、大腿近端和臀部硬肿。④因进行性老化,所以也提早发生动脉粥样硬化,可发生心绞痛,甚至心肌梗死。四肢浅表血管粗厚而显露,尤其以桡动脉和手背静脉最为明显。血压于 5 岁以后明显上升,心脏逐渐扩大。走路时脚拖在地面,不能抬高。⑤耳聋、远视、白内障、角膜老人环、关节病以及性格改变等老人症状在 HGS 多不出现。

2.骨骼 X 线检查　有轻度脱钙,骺端肥大及干骺愈合较早。前囟持久开放,末节指(趾)骨常不显影。

3.实验室检查　见血脂升高,基础代谢率也增高,性激素水平极低,甚至缺如。对胰岛素有拮抗现象,而生长激素、甲状腺素、肾上腺和垂体功能正常。

三、诊断与鉴别诊断

1.诊断　HGS 的特点:①婴幼儿发病,生长发育迟缓;②早老性特殊外貌;③性腺功能低下;④幼年出现心血管并发症,如动脉粥样硬化、心绞痛,甚至心肌梗死;⑤早年夭折,多在 20 岁之前死于心脑血管并发症。

2.鉴别诊断

(1)WS:本病也具有早期衰老的表现,完全脱发不常见,仅有秃顶或白发,下颌骨发育正常。常有白内障和视网膜变性,性功能不消失,常合并糖尿病及恶性肿瘤。

(2)Cockayne 综合征:本病呈侏儒、老人面貌。但发病较晚,瞳孔缩小、远视、视网膜色素变性、视神经萎缩等,常伴有神经性聋。皮肤表现苍白、厥冷,常有日光性皮炎及色素沉着。有时还伴有粗大震颤、步态不稳等。

(3)先天性全身性脂肪营养障碍(Seip-Lawrence 综合征):一种原因不明的少见病,在婴儿早期即见皮下脂肪消失,而肌肉、骨骼生长较快.其面部消瘦,胸臂亦细小,但下肢正常。往往伴有糖尿病、垂体功能异常等内分泌疾病。属于常染色体隐性遗传。目前尚缺乏治疗办法。

(4)Hallemlann-Streif 综合征:本病亦见牙齿缺陷、脱发及下颌小等畸形,但智力落后,可有白内障和小眼畸形,可资鉴别。

(5)外胚叶发育不全:本病是一种遗传性疾病。缺乏毛发,指(趾)异常和早老症相似,但由于缺乏汗腺而夏季发生高热。亦无高血压、消瘦及老人面貌可资鉴别。

(6)其他:还应与先天性皮肤松弛症、克汀病、甲状旁腺功能减退症、Noonan 综合征等相鉴别。

四、治疗与预后

本病无特殊治疗方法,以重组人生长激素、性激素治疗为主,亦可用皮质类固醇和甲状腺素治疗,但效果均不显著。近来有人用 19-去甲睾酮苯丙酸酯治疗本病,疗效较满意。采用降血脂疗法以减轻动脉硬化。本病大都发生动脉硬化,多在13～14 岁死于心血管或脑血管疾病。此外,还应加强护理,预防继发感染。

参 考 文 献

[1]余学锋.内分泌代谢疾病诊疗指南(第3版)[M].北京:科学出版社有限责任公司,2016.

[2]丁国宪,杨涛.内分泌代谢性疾病临床处方手册(第2版)[M].南京:江苏科学技术出版社,2015.

[3]卫生部合理用药专家委员会.内分泌与代谢性疾病合理用药指南[M].北京:人民卫生出版社,2014.

[4]廖二元.内分泌代谢病学(第3版/上下册)[M].北京:人民卫生出版社,2012.

[5]吕晓红.甲状腺疾病[M].北京:中国医药科技出版社,2014.

[6]薛耀明.甲状腺疾病防治指导(第2版)[M].北京:人民军医出版社,2015.

[7]陈宝荣,朱惠娟.内分泌及代谢性疾病[M].北京:北京科学技术出版社,2014.

[8]母义明,陆菊明,潘长玉.解放军总医院临床内分泌代谢病学[M].北京:人民军医出版社,2014.

[9]王洁.甲状腺疾病临床诊断与治疗[M].北京:化学工业出版社,2014.

[10]邢小平.内分泌科诊疗常规[M].北京:中国医药科技出版社,2013.

[11]段文若.甲状腺疾病的诊断及个体化治疗[M].北京:人民卫生出版社,2012.

[12]田建卿,张征,刘光辉.内分泌疾病诊治与病例分析[M].北京:人民军医出版社,2012.

[13]杨乃龙,袁鹰.内分泌科临床备忘录[M].北京:人民军医出版社,2011.

[14]向红丁,李广智.糖尿病(第3版)[M].北京:中国医药科技出版社,2013.

[15]喻陆.代谢综合征相关疾病临床药物使用指南[M].北京:人民军医出版社,2013.

[16]丁国宪.内分泌代谢性疾病临床处方手册[M].南京:江苏科学技术出版社,2011.

[17]徐春.糖尿病并发症治疗[M].北京:人民军医出版社,2014.

[18]马智.糖尿病[M].北京:人民军医出版社,2011.